菏泽医学专科学校实验系列教材

诊断学实训指导

主　编　张清德
副主编　庞淑珍　郜宪林　张　雁
编　者　（按姓名汉语拼音排序）
　　　　郜宪林（菏泽医学专科学校）
　　　　葛付超（菏泽医学专科学校）
　　　　关建民（菏泽医学专科学校）
　　　　李　欣（菏泽市立医院）
　　　　刘力君（菏泽市立医院）
　　　　刘瑞婷（菏泽医学专科学校）
　　　　潘炳灿（菏泽医学专科学校）
　　　　庞淑珍（菏泽医学专科学校）
　　　　庞永冰（菏泽医学专科学校）
　　　　桑艳芳（菏泽医学专科学校）
　　　　王　芳（菏泽医学专科学校）
　　　　武庆杰（菏泽医学专科学校）
　　　　武星汝（菏泽医学专科学校）
　　　　张慧英（菏泽医学专科学校）
　　　　张清德（菏泽医学专科学校）
　　　　张　雁（菏泽医学专科学校）
　　　　赵玉娟（菏泽医学专科学校）

北京大学医学出版社

ZHENDUANXUE SHIXUN ZHIDAO

图书在版编目（CIP）数据

诊断学实训指导 / 张清德主编. —北京：北京大学医学出版社，2016.8（2020.6 重印）
 ISBN 978-7-5659-1451-5

Ⅰ．①诊…　Ⅱ．①张…　Ⅲ．① 诊断学—高等职业教育—教学参考资料　Ⅳ．① R44

中国版本图书馆 CIP 数据核字（2016）第 187485 号

诊断学实训指导

主　　编：张清德
出版发行：北京大学医学出版社
地　　址：（100191）北京市海淀区学院路 38 号　北京大学医学部院内
电　　话：发行部 010-82802230；图书邮购 010-82802495
网　　址：http：//www.pumpress.com.cn
E-mail：booksale@bjmu.edu.cn
印　　刷：北京瑞达方舟印务有限公司
经　　销：新华书店
责任编辑：靳新强　　责任校对：金彤文　　责任印制：李　啸
开　　本：787mm×1092mm　1/16　　印张：9.5　字数：235 千字
版　　次：2016 年 8 月第 1 版　2020 年 6 月第 3 次印刷
书　　号：ISBN 978-7-5659-1451-5
定　　价：18.00 元

版权所有，违者必究
（凡属质量问题请与本社发行部联系退换）

菏泽医学专科学校实验系列教材

建设指导委员会

主 任 委 员　于洲声
副主任委员　孔晓霞
委　　　员　袁志勇　周长文　刘心臣　李　琳　吴晓露

编写组织委员会

主 任 委 员　李　琳
副主任委员　蒋继国
委　　　员　（按姓氏笔画排序）
　　　　　　王　旭　田　健　刘观昌　赵文星　晁　青　高尚举

前　言

《诊断学实训指导》是根据教学大纲，结合实际情况，组织有丰富教学经验的菏泽医学专科学校诊断学、内科学老师和菏泽市立医院医师编写。根据医学专科学校学生执业岗位能力要求，充分体现高职高专的职业教育理念，以就业为导向，突出实践教学目的，借鉴各高职院校的经验、结合我校实际、严格论证后取长补短编写而成。

高职高专院校以培养实用型、技能型人才为目标，《诊断学》是临床医学专业的必修课和桥梁课。编写过程中我们以高职高专临床医学专业培养目标为核心，在强调基本理论、基本技能和基础知识的前提下，突出实践教学，强化评估的实际需要，注重学生评判性思维的培养。本书共分七篇，包括：病史采集与病历书写、体格检查、临床常用诊疗穿刺技术、实验诊断、X线检查、超声检查、心电图检查。本教材的编写特点为：①突出《诊断学》的特点，在强调"三基"的基础上，增加了执业助理医师资格考试的重点内容，突出实验的重要性，体现以病人为中心的人文关怀理念，突出体格检查部分，指导医学生采集病史，全面系统地掌握患者的症状，通过视诊、触诊、叩诊和听诊，对患者进行全面系统的体格检查，以便对患者做出初步诊断或提出进一步的诊断方法。②增加了穿刺术，培养学生的实际操作能力，书中所及许多操作技巧和注意事项，有助于培养学生的诊断思维，帮助学生快速灵活地掌握各种诊断方法和技巧。本书不仅是实验教材，亦可作为诊断学学习和考试的指导，供广大医学生使用。③实验诊断方面包括实验项目的选用原则、标本的采集和送检、临床意义及其结果评价方法。影像诊断方面包括X线、超声图像的诊断方法和不同成像方法在疾病诊断中的价值，以便能正确选用。对心电图的操作与判读结合图例做了详尽的描述。指导学生根据病史、体格检查及相关实验结果，经过逻辑思维做出初步诊断，并写出一份完整的病历。实验课采用多媒体教学、相互体格检查、临床实践、标准病人等方法进行教学工作。重点培养学生的基本操作能力、临床技能、临床思维能力，为临床工作打下良好的基础。全书文字简练，图文并茂，有利于学生的学习。

本教材的编者来自菏泽医学专科学校和菏泽市立医院，他们均具有丰富的临床和教学经验，编写过程中从教学工作实际出发，认真讨论编写方案，查阅并参考了大量资料，付出了大量心血，相信读者能从本书中获得所需要的知识及理念。同时，我们得到了各位编委单位的大力支持与指导，在此表示衷心的感谢。

由于时间仓促和编者水平有限，纰漏之处在所难免，恳请各位专家、同行和广大师生在使用过程中不吝赐教，并望斧正，以便再版时得以完善，谢谢！

张清德

2016年6月

目 录

第一篇 病史采集与病历书写 ... 1
项目一 病史采集（问诊） ... 1
项目二 临床病历的书写 ... 5

第二篇 体格检查 ... 10
项目三 基本检查方法 ... 10
项目四 一般检查 ... 15
项目五 头部及其器官检查 ... 18
项目六 颈部检查 ... 23
项目七 胸部检查 ... 25
项目八 腹部检查 ... 46
项目九 生殖器、肛门和直肠检查 ... 54
项目十 脊柱与四肢检查 ... 56
项目十一 神经系统检查 ... 59

第三篇 临床常用诊疗穿刺技术 ... 68
项目十二 胸膜腔穿刺术 ... 68
项目十三 腹膜腔穿刺术 ... 70
项目十四 骨髓穿刺术 ... 72
项目十五 腰椎穿刺术 ... 74

第四篇 实验诊断 ... 76
项目十六 血液分析仪的使用及结果分析 ... 76
项目十七 尿液检查 ... 80
项目十八 粪便检查 ... 88

第五篇 X线诊断 ... 94
项目十九 总 论 ... 94
项目二十 呼吸系统：正常影像表现与基本病变 ... 97

目录

  项目二十一 呼吸系统常见疾病影像诊断 ········· 103
  项目二十二 循环系统 ········· 109
  项目二十三 消化系统 ········· 113
  项目二十四 骨骼与肌肉系统 ········· 123

第六篇 超 声 ········· **132**
  项目二十五 超声检查 ········· 132

第七篇 心电图 ········· **135**
  项目二十六 心电图检查 ········· 135

第一篇　病史采集与病历书写

项目一　病史采集（问诊）

病史采集是医务人员通过与患者或知情者交谈，了解患者疾病发生、发展、诊治经过以及既往健康状况等过程，为临床诊断提供依据。病史采集的最基本和最重要的方法是问诊。正确地采集病史，不仅有助于获得客观、真实、准确、完整的临床资料，而且可以帮助建立良好的医患关系。

【目的要求】
1．掌握问诊的内容。
2．熟练进行病史采集。
3．了解问诊的方法及注意事项。

【问诊的注意事项】

（一）以诚待人，尊重对方

医务人员在交谈中应态度和蔼，举止友善，对患者的陈述表示理解和同情，并给予真心实意的帮助，赢得对方的信任，让其毫无顾忌地表达自己的感受。交谈时，要把对方作为平等的交流对象，在心理上、语言上体现出对患者的尊重，对涉及隐私问题应含蓄或尽量回避，杜绝质问。

（二）避免使用医学术语

提问的语言要简单明了，通俗易懂，如避免使用"心悸""发绀""心源性哮喘""里急后重"等用语，让患者难以理解。

（三）避免使用暗示性或诱导式提问

如"您的粪便发黑吗？""您是不是下午发热了？""用了这种药以后病情好多了，是吧？"这些提问在语气言辞上明显有期望性答案，使患者易于默认或随声附和而使资料失真。更为准确的提问方式应该是"您的粪便是什么颜色？""您一般在什么时候发热？""用了这种药以后效果怎么样？"

（四）注意非语言沟通

交谈时可以采用前倾姿势，与患者保持必要的视线接触、运用必要的手势、适时微笑或赞许的点头等，使患者感到温暖亲切，获得患者的信任，从而获得更准确的病史资料。

（五）及时核实病史资料

为确保所获资料的准确性，在问诊过程中必须对那些含糊不清、存在疑问或自相矛盾的内容进行核实。常用澄清、复述、质疑、反问、解析等方法加以核实。

（六）注意文化及年龄差异

问诊中应根据患者的文化背景及年龄，灵活采用有效的沟通方式。

【问诊的方法与技巧】

问诊的方法、技巧与获取病史资料的数量和质量有密切关系。行之有效的问诊方法与技巧，对医务人员有着重要的实用价值。

（一）问诊前的准备

1. 查阅必要的资料　交谈前，医务人员应对患者的基本情况和所患疾病有所了解。例如，通过参阅门诊、急诊病历，了解该患者的姓名、年龄、入院诊断；通过查阅参考书籍，获取该病的病因、主要表现、诊治措施，据此初步确定交谈内容。

2. 明确交谈的目的　交谈的目的是在开始查体之前，收集完整的有关患者的基本资料。通过交谈，医务人员可以获取许多有助于确立疾病诊断的重要依据，并为进一步体格检查提供线索。

3. 选择良好的环境　为了保证交谈的顺利进行，应尽量选择安静、舒适和私密性好的场所，光线、温度应适宜。

4. 选择合适的时间　交谈是一种情感的交流，如时间选择恰当，往往能得到患者的配合，确保交谈成功。病情许可时，应以患者为直接交谈对象，宜在其入院事项安排就绪后进行。不宜在患者就餐或其他不便时进行，以免引起其焦躁不安。病情危重者，在做必要的询问和重点体检后，应立即实施抢救，稍后进行详细病史采集。

（二）起始阶段

交谈开始时，医务人员应有礼貌地称呼对方并进行自我介绍，并说明本次问诊的目的和大概所需要的时间。询问病人的要求和愿望，并通过体语和言语表示愿意为患者解除病痛和尽自己所能满足他的医疗要求。通过过渡性交谈，不仅能缓解患者的紧张情绪，还会使患者感到医务人员的亲切、温暖和可信，从而保证交谈在轻松、愉快的氛围中进行。

（三）深入阶段

此阶段为问诊的主要阶段。一般从主诉开始，按症状或体征出现的顺序及其演变过程逐步询问。主诉即为病人此次来就诊的主要原因。先提问一般性易于回答的开放性问题，如"您哪儿不舒服？""您病了多长时间？"等，再循序渐进地逐步深入。交谈中，尽可能让被评估者充分表述自己的感受，评估者根据具体情况灵活引导交谈方向，确保交谈顺利进行，以便在短时间内获得较多的信息资料。

（四）结束阶段

当已取得必要的资料、准备结束谈话时，医务人员可简单复述一下谈话的重要内容，对患者提出的疑虑，如对治疗的顾虑、作息时间的安排、亲属的探视时间的规定等，做出必要的解释。在结束谈话前，应再问一下"您还有什么要说的吗？"然后告知患者今天暂且谈到此，如有需要下次可再安排交流。最后，对患者的合作表示感谢，结束交谈。

【问诊内容】

问诊内容包括一般项目、现病史、既往史、个人史、婚育史、月经史、家族史七项。

（一）一般项目

包括患者的姓名、性别、年龄、婚姻、出生地、职业、民族、籍贯、家庭地址、入院日期及记录日期、病史供述人、资料来源的可靠程度等。记录年龄时应填写实际年龄，若资料来源不是本人，应注明与患者的关系。

（二）现病史

现病史是指导致患者本次入院（就诊）的疾病的发生、发展、演变、诊治等方面的全过程，是病史中的主体部分。现病史的内容如下：

1．起病情况及患病时间　包括起病急缓、患病时间、有无前驱症状或诱因。不同的疾病其起病或发病特点不同，有协助诊断疾病的价值。如心绞痛起病急骤，而肿瘤则起病缓慢。脑血栓常发生于睡眠时，而脑出血则常发生于活动时或情绪激动时。应详细记录起病的情况，为发现和寻找病因提供重要线索。

2．主要症状　包括主要症状出现的部位、性质、发作频率、持续时间、严重程度，加剧或缓解的因素等。

3．病情的发展与演变　包括主要症状的变化及有无新的症状出现等。如原有消化性溃疡病史者，突然出现全腹剧烈疼痛，则应考虑消化性溃疡急性穿孔的可能。

4．伴随症状　指与主要症状同时或随后出现的其他症状。伴随症状常可为确定病因和判断有无并发症提供重要线索，如咳嗽、咯血伴午后低热、盗汗，提示存在活动性肺结核。

5．诊疗经过　患者患病后曾于何时、何地就诊，做过哪些检查、治疗及其结果。

6．一般情况　包括患者患病后的精神、体力状态，食欲及食量，睡眠与排尿、排便，体重等情况有无改变。

（三）既往史

既往史是有关患者既往的健康情况及患病的经历。既往史主要包括以下内容。

1．既往健康状况及既往病史　询问曾患疾病（含传染病史）的时间、诊断、治疗经过及转归等情况，尤其应详细询问与现病史有密切关系的疾病。

2．预防接种史　询问预防接种的种类、时间、间隔及次数。

3．手术、外伤史　询问有无手术史，手术时间及名称；询问有无外伤史，外伤发生的时间、原因、诊疗经过及转归。

4．过敏史　询问有无对食物、药物或其他接触物的过敏史。若有过敏史，应询问过敏发生的时间、过敏反应和脱敏方法等。

5．居住地或生活地区的主要传染病或地方病史。

（四）个人史

了解患者的出生地、居住地区和留居时间；询问患者的生活习惯及行为方式，如起居与卫生习惯、饮食的规律与质量、运动与休息情况、受教育程度、职业及工作条件、吸烟喝酒等嗜好的持续时间与摄入量等。

（五）婚育史

询问患者婚姻状况，结婚年龄，配偶健康状况（如配偶已故需写明死因），有无子女等，女性患者应询问妊娠与生育次数，人工或自然流产的次数，有无死胎、死产、剖宫产、产褥热、计划生育、避孕措施等。男性应询问有无患过影响生育的疾病。

（六）月经史

对青春期后的女性应询问其月经初潮年龄、月经周期和经期天数，经血的量和颜色，经期症状，有无痛经与白带，末次月经日期（LMP）或停经时间。月经史记录格式如下：初潮年龄 $\frac{行经期（天）}{月经周期（天）}$ LMP 或绝经年龄

(七)家族史

主要了解患者双亲、兄弟、姐妹、子女的健康状况及疾病情况,特别注意询问有无与患者相同的疾病,有无与遗传有关的疾病,如血友病、支气管哮喘、高血压、糖尿病、精神病等。

(武庆杰)

项目二 临床病历的书写

【目的要求】
1. 掌握病历书写的基本要求。
2. 熟悉病历书写的种类、格式与内容。
3. 了解医疗机构病历管理规定。

【病历书写的意义】
病历是指医务人员在医疗活动过程中形成的文字、符号、图表、影像、切片检查等资料的总和；反映了病人的发病、病情演变、转归和诊疗经过。病历书写是指医务人员通过问诊、查体、辅助检查、诊断、治疗、护理等医疗活动获得有关资料，并对有关资料进行归纳、分析、整理形成医疗活动记录的行为。

1. 病历不仅真实反映患者病情，也直接反映医院医疗质量、学术水平及管理水平，是正确诊断、抉择治疗方案和制订预防措施的科学依据。
2. 病历不但为医疗、科研、教学和信息管理提供极其宝贵的基础资料，也为医院管理提供不可缺少的医疗信息。
3. 在涉及医疗纠纷时，病历是具有法律效力的医疗文件，是涉及医疗纠纷、诉讼和帮助判定法律责任的重要依据；在基本医疗保险制度的改革中，病历又是有关医疗付费的凭据。
4. 病历是医务人员医德考核、医疗服务质量和医院工作绩效评价、医疗保险赔偿的主要依据；书写完整而规范的病历，是培养临床医师临床思维能力的基本方法，是提高临床医师业务水平的重要途径。

【书写病历的基本要求】
1. 严肃认真，客观如实。
2. 系统完整，条理清楚。
3. 语言规范，描述准确。
4. 字迹清晰，切忌涂改。

【病历书写的注意事项】
1. 住院病历中的病历要求用蓝黑色墨水书写。病历中各个大标题用红墨水笔书写（打印病历可用黑体字）。血型、过敏药物，化验异常者用红墨水笔或红圆珠笔标记。对上级医师的查房记录要求有明显标示。
2. 病历书写文字要求通顺简练、字迹清晰、无错别字、自造字及非国际通用的中、英文缩写。词句中的数字一律用阿拉伯数字书写。病历中任何内容不允许有涂改。病程记录之后如有空白，要求用斜线标示，不能再加其他内容。
3. 病历书写内容要求真实完整，重点突出，条理清晰，有逻辑性、科学性的综合分析讨论意见。要求用中文医学术语书写病历。
4. 入院记录或住院病历应在病人入院后24h内完成。对多次住本院病人可写第X次入院记录；对入院不到24h出院的病人，可写入出院记录，格式同出院记录。首次病程记录要求住院医师及时完成；术后首次病程记录由参加手术的住院医师立即完成。

5．入院记录、首次病程记录、阶段小结、交接班记录、抢救记录、死亡记录及死亡讨论必须由住院医师书写（实习医师不具备书写资格）；手术记录原则上应由第一手术者书写，如有特殊情况可由第一助手书写，但要求必须由第一手术者审阅后签名负责。由实习医师书写的各项记录，如住院病历、病程记录和出院记录，须经其上级医师审阅做必要的修改和补充并签名。死亡记录及死亡讨论必须有住院医师、主治医师双签名。

6．血尿便三大常规，内科系统住院两天以上者要求三者全查；外科系统要求至少查血、尿常规，至于粪便常规检查则根据病情酌定，也可酌情抄写门诊近期（根据病情一般限一周内）所查的血、尿、便化验结果，化验单要贴在化验粘贴单上，以备查询。内科系统要有血尿便常规检查的检验记录单。要标记所有检查及化验单的报告单，有日期、项目名称，正常者用蓝黑色墨水笔标记，异常者用红色墨水笔或圆珠笔标记，标记时要首字上下对齐，上下间隔为一个字的距离。

7．出院前要检查各种影像学及特殊检查项目的报告单是否齐全；缺者设法找来补全。

8．对所有传染病不能漏诊漏报，如对肝功能不正常者，对已化验过的乙肝、丙肝、甲肝或戊肝抗体的化验报告，未返回的要追回，疑为肝炎或可诊断某型肝炎者需及时报传染病卡片。如单项转氨酶高，确有根据考虑与疾病或药物治疗有关者要在病程记录中及出院记录中加以分析注明，可不报传染病卡。

9．死亡讨论由管病房的主治医师主持，与下级医师一起对每位死亡病例进行死亡病例讨论，重点讨论诊断及死亡原因，同时要吸取经验教训。对有争议的病例可以在科主任组织领导下，全病房医护人员参加共同讨论。讨论的记录要求归入病历内保存。科内要有存底备查。

10．对各种有创伤性的检查和治疗、手术、输血以及自费药等的使用，都要求有病人或病人所委托的人签名同意后进行。

11．进入病历中的表格病历需用经相应专业学科专家讨论、拟定的全国试行的统一表格格式。

【住院病历的首页书写】

1．凡栏目中有"□"者，需要在"□"内填写适当数字。栏目中没有可填内容者，填写"—"。如联系人没有电话，在电话处填写"—"。

2．医疗付款方式分为 ①社会基本医疗保险；②公费医疗；③大病统筹；④商业保险；⑤自费医疗；⑥其他。应在"□"内填写相应的阿拉伯数字。

3．职业 须填写具体的工作类别，如：公务员、职员、医师、教师、记者、煤矿工人、农民等，不能笼统填写工人、干部、退休其他等（不可把农民及小商贩者填为无职业者归入"其他"）。

4．身份证号 除无身份证号或因其他特殊情况如急诊入院而无法采集者外，住院病人入院时由住院处负责，如实填写身份证号。急诊抢救入院的病人由主管的住院医师负责填写。

5．工作单位及地址 指的是就诊时病人的工作单位及地址。若无工作单位，填写"—"。

6．户口地址　按户口所在地填写。

7．转科科别　如果超过一次以上的转科，用"→"连接表示。

8．实际住院天数　入院日与出院日只计算一天，例如：2001年6月12日入院，2001年6月15日出院，计住院天数为3天。

9．门（急）诊诊断　指病人在住院前，由门（急）诊接诊医师在住院证上填写的门（急）诊诊断。

10．入院时情况

（1）危：指病人生命体征不平稳，直接威胁病人的生命，需立即进行抢救的。

（2）急：指急性发病、慢性病急性发作，急性中毒和意外损伤，须立刻对病人和伤者明确诊断和治疗的病人。

（3）一般：指除危、急情况以外的其他情况。

11．入院诊断　指病人住院后由主治医师首次查房所确定的诊断。

12．入院后确诊日期　指明确诊断的具体日期。

13．出院诊断　指病人出院时主治医师所做的最后诊断。

（1）主要诊断：指本次医疗过程中对身体健康危害最大，花费医疗精力最多，住院时间最长的疾病诊断，如冠心病有心肌梗死急性发生，其主要诊断应为心肌梗死，次要诊断为冠心病及其他系统病等内容。产科的主要诊断是指产科的主要并发症或伴随疾病。

（2）其他诊断　除主要诊断及医院感染名称（诊断）外的其他诊断。

14．医院感染名称　指在医院内获得的感染疾病名称，包括在住院期间发生的感染和在医院内获得出院后发生的感染；但不包括入院前已开始或入院时已存在的感染。当医院内感染成为主要治疗的疾病时，应将其列为主要诊断，同时在院内感染栏目中还要重复填写，但不必编码。医院感染的标准按《卫生部关于印发医院感染诊断标准（试行）的通知》（卫医发［2001］2号）执行。

15．病理诊断　指各种活检、细胞学检查及尸检的诊断。

16．损伤、中毒的外部原因　指造成损伤的外部原因及引起中毒的物质，如，意外触电、房子着火、公路上汽车翻车、误服药物中毒。不可以笼统填写车祸、外伤等。

17．治愈　指疾病经治疗后，疾病症状消失，功能完全恢复。当疾病症状消失，但功能受到严重损害者，只计为好转，如肝癌切除术，毕Ⅰ式胃大部切除术。如果疾病症状消失，功能只受到轻微的损害，仍可以计为治愈，如胃（息肉）病损切除术。

18．好转　指疾病经治疗后，疾病症状减轻，功能有所恢复。

19．未愈　指疾病经治疗后未见好转、（无变化）或恶化。

20．死亡　指住院病人的死亡，包括未办理住院手续而实际上已收容入院的死亡者。

21．其他　包括入院后未进行治疗的、或自动出院、转院以及因其他原因而离院的病人。

22．ICD-10　指国际疾病分类第十版。

23．药物过敏　须填写具体的药物名称，不得空项或填错。

24．HbsAg　乙型肝炎病毒表面抗原。

25．HCV-Ab　丙型肝炎病毒抗体。

26．HIV-Ab　获得性人类免疫缺陷病毒抗体。

27．输血反应　指输血后一切不适的临床表现。

28．诊断符合情况。

（1）符合：指主要诊断完全相符或基本符合（存在明显的相符或相似之处）。当所列主要诊断与相比较诊断的前三个之一相符时，计为符合。

（2）不符合：指主要诊断与所比较的诊断的前三个不相符合。

（3）不肯定：指疑诊或以症状、体征、检查发现代替诊断，因而无法做出判别的。

（4）临床与病理：病理诊断与出院诊断符合与否的标准如下。

1）出院主要诊断为肿瘤，无论病理诊断为良、恶性，均视为符合。

2）出院主要诊断为炎症，无论病理诊断是特异性或非特异性感染，均视为符合。

3）病理诊断与临床前三诊断其中之一相符计为符合。

4）指病理报告未做诊断结论，但其描述与出院诊断前三项诊断相关为不肯定。

29．抢救　指对具有生命危险（生命体征不平稳）患者的抢救，每一次抢救都要有特别记录和病程记录（包括抢救起始时间和抢救经过），无记录者不按抢救计算。

抢救成功次数：如果病人有数次抢救，最后一次抢救失败而死亡，则前几次抢救计为抢救成功，最后一次为抢救失败。

30．医师签名

（1）医师签名要能体现三级医师负责制。三级医师指住院医师、主治医师和具有副主任医师以上专业技术职务任职资格的医师。在部分实行主治医师负责制的三级医院中，病历首页中"科主任"栏签名可由科主任指定的主管病房的主治医师或副主任医师以上人员代签。其他级别的医院必须由科主任亲自签名。

（2）进修医师：对于没有进修医师的医院病历首页可以不印刷或不填写。

（3）编码员：指负责病历编目的分类人员。

31．手术、操作编码　指 ICD-9-CM3 的编码。

32．手术、操作名称　指手术及非手术操作（包括：诊断及治疗性操作）名称。

33．麻醉方式　如：全麻、局麻、硬膜外麻醉等。

34．切口愈合等级　表示如下：

包括切口等级，切口等级/愈合类别，解释三项内容。

Ⅰ级切口

Ⅰ/甲　无菌切口/切口愈合良好

Ⅰ/乙　无菌切口/切口愈合欠佳

Ⅰ/丙　无菌切口/切口化脓

Ⅱ级切口

Ⅱ/甲　沾染切口/切口愈合良好

Ⅱ/乙　沾染切口/切口愈合欠佳

Ⅱ/丙　沾染切口/切口化脓

Ⅲ级切口

Ⅲ/甲　感染切口/切口愈合良好

Ⅲ/乙　感染切口/切口愈合欠佳

Ⅲ/丙　感染切口/切口化脓

35．随诊　指需要随诊的病历，由医师根据情况指定并指出随诊时间。

36．示教病例　指有教学意义的病历，需要做特殊的索引以便医师查找使用。

37．病历质量　按医院评审标准填写。

38．首页上的签名制度　病人出院后，24h内（最长不超过3天）主治医师要完成检查全病历内容后签名的工作；病入出院后一个月内，专业组主任要在检查病历内容（包括各项特殊检查资料的回报）后签名，标示病历已完成并归档，主治医师签首页后，对病历内容任何人不得随意更改。

（武星汝）

第二篇　体格检查

项目三　基本检查方法

体格检查是医护人员利用自己的感官或结合听诊器、叩诊锤、压舌板、血压计、体温计等简单工具对被检查者进行细致的观察和系统的检查，以了解其身体状况的基本检查方法。在采集病史后进行。

一、体格检查的目的

医护人员为临床诊断或护理评估寻找客观依据。它既能验证主观病例资料，同时也能发现被检查者的一些客观体征，还可通过某些体格检查的方法，观察临床治疗的反应。

二、注意事项

1. 周围环境应安静舒适、具有适当的光线和室温、具有私密性，最好以自然光线作为照明。
2. 医护人员应仪表端庄、举止大方、态度和蔼。应向被检查者说明目的，争取其合作。整个检查过程中应关心、体贴被检查者。适当的谈话可转移被检查者的注意力、消除其紧张情绪，以取得被检查者的信任和积极配合。
3. 检查要全面、准确、细致而又重点突出，手法要规范，动作要轻柔，充分暴露检查部位。若病情危重，应做重点评估检查后先行抢救，待病情平稳后再做补充。
4. 检查应按一定的顺序进行，通常先检查一般状况，然后依次检查头、颈、胸、腹、脊柱、四肢及神经系统，以免不必要的重复或遗漏，并尽量避免反复改变被检查者的体位。
5. 做到手脑并用，边检查边思考其临床价值，形成良好的临床思维能力。

三、基本检查方法

基本检查方法主要有：视诊、触诊、叩诊、听诊、嗅诊。作为临床医师或助理医师，体格检查应系统、规范、全面、准确、熟练，需要医学生在具有基础医学知识和临床专业能力的基础上反复练习和实践。

（一）视诊

视诊（inspection）是医护人员用视觉观察被检查者全身及局部状态的评估方法。视诊可用眼直接视诊，也可借助于仪器，如检眼镜、耳镜等。

【目的要求】

掌握全身和局部视诊（望诊）的基本方法及注意事项。

【方法内容】

全身视诊：即对被检查者全身一般状态的观察，如性别、年龄、发育、营养、意识状态、面容、表情、体位、姿势、步态等。

局部视诊：即对被检查者身体的某一局部进行更深入细致的检查和观察，以补充全身视诊的不足，如皮肤黏膜有无黄染或出血点，眼球有否震颤，颈静脉有无怒张，心尖的位置与搏动等。

【注意事项】

1．周围环境安静、温度适中，以免温度太低被检查者感冒。

2．被检查者可采取坐位、立位或卧位，并充分暴露所要检查的部位。

3．视诊时一般采用眼睛直视观察，但在某些部位或特殊情况下亦可借助耳镜、喉镜、眼底镜、胃镜、结肠镜、支气管镜等器械帮助视诊。

4．视诊要充分利用自然光线，因灯光下对视诊皮肤苍白、发绀、黄染、出血点、皮疹有影响，视诊心尖搏动和肠型、胃蠕动波各种包块时，最好利用从侧面来的光线，以便观察得更清楚。

（二）触诊

触诊（palpation）是医护人员通过手的感觉来感知被检查者身体某部有无异常的评估方法。通过触诊可以明确视诊不能明确的异常征象，如皮肤温度、湿度、震颤、波动感及包块的部位、大小、轮廓、压痛、移动度、硬度等。触诊时用手的指腹来感知。触诊在腹部评估中最为重要。

【目的要求】

规范而熟练地掌握触诊的基本方法，了解其注意事项。

【方法内容】

1．浅部触诊法　将手轻轻放在被检查部位，利用掌指关节和腕关节的协同动作，利用手指末端腹侧或手掌之掌面，以滑动的方式轻柔进行触摸。浅部触诊可触及身体的深度为 1～2cm，主要用于检查浅表器官或包块等状态，如皮温、脉搏、肌紧张度等。（图 2-3-1）

2．深部触诊法

（1）深部滑行触诊法：主要用于对腹腔脏器和腹腔内的包块的触诊。检查时嘱被检查者微张口呼吸，尽量使腹肌放松，以右手并拢的二、三、四手指末端逐渐触向腹腔的脏器和包块，并在触及的脏器和包块上做上下左右的滑行触摸（图 2-3-2）。

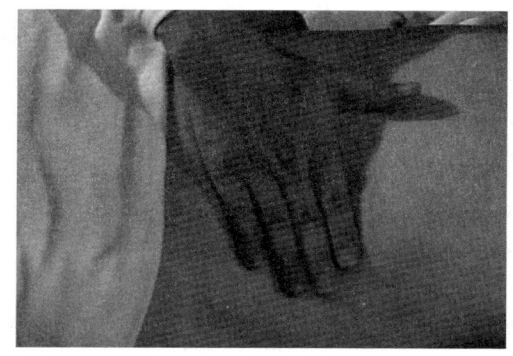

图 2-3-1　浅部触诊法

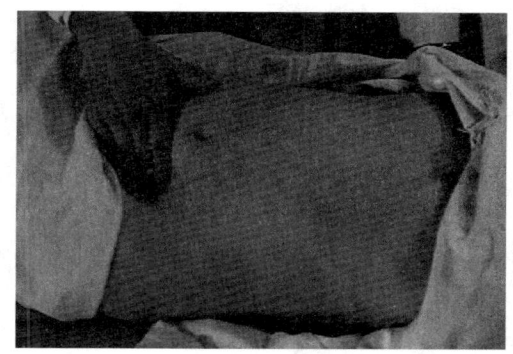

图 2-3-2　深部滑行触诊法

(2) 双手触诊法：主要用于腹腔内脏器和包块的触诊，如肝、脾、肾及肿块等的触诊。将左手置于被检查脏器的背面，并将被检查脏器推向右手，这样除可起固定作用外，还可以使被检查脏器更接近右手，以利于右手触诊。（图 2-3-3，2-3-4）

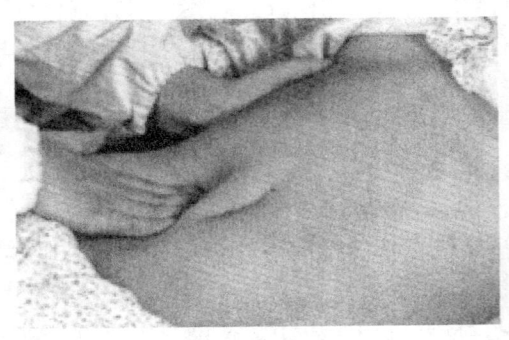

图 2-3-3　双手触诊法

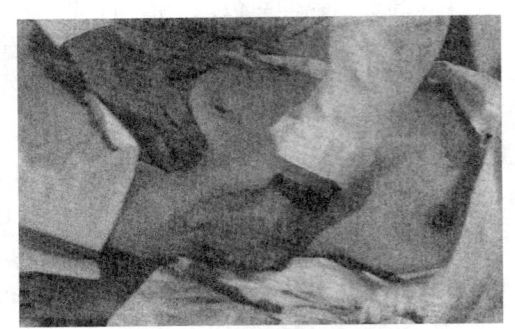

图 2-3-4　双手触诊法

(3) 深压触诊法：主要用于探测腹腔深部病变的部位和确定腹部压痛点的检查；如阑尾点压痛、输尿管点压痛、胆囊点压痛等。用一指或两指指端在腹壁上垂直逐渐用力按压。检查反跳痛时，在深压的基础上稍停片刻后，迅速抬起，同时询问被检查者有无疼痛加剧或观察有无痛苦表情。（图 2-3-5）

(4) 冲击触诊法：主要用于腹水较多时的肝、脾、肿块的触诊。三或四指并拢、指端与腹壁呈 70°～90°角，置于腹壁相应位置，做快速而较有力的冲击动作，冲击时会有肿块或腹腔内脏器在指端浮沉的感觉（图 2-3-6）。

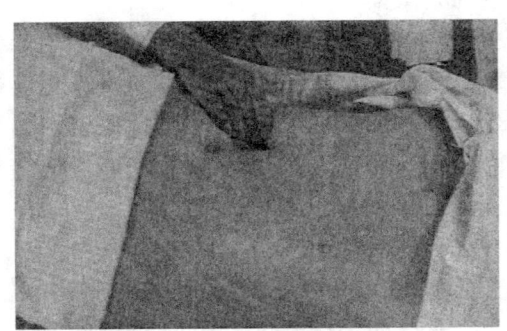

图 2-3-5　深压触诊法

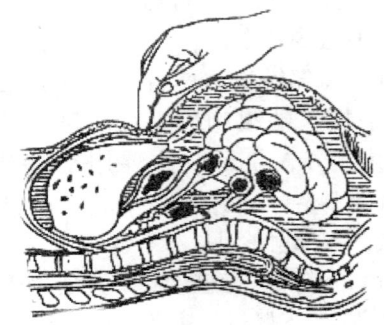

图 2-3-6　冲击触诊法

【注意事项】

医护人员手要温暖，动作要轻柔、灵活，由浅入深，由轻而重，由健康部位移向病变部位，尽量减少病人的痛苦。

被检查者一般采取屈膝仰卧位，以使腹壁松弛。检查脾、肾时，亦可取左或右侧卧位，上方的下肢屈曲，下方的下肢伸直，头略前屈，以使腹壁松弛。触诊下腹部时，嘱被检查者排尿、排便后再检查，以免将充盈的膀胱或粪块误为腹腔肿块。

触诊时，医护人员应结合解剖学和临床医学知识，培养临床思维能力。

（三）叩诊

叩诊（percussion）是指医护人员通过手指叩击或手掌拍击被检查部位体表，使之震动而产生音响，根据所感到的震动和所听到的音响特点来评判被检查部位脏器的状态的检查方法。如确定肺下界、心界及有无腹水等。

【目的要求】

规范、熟练掌握和运用间接叩诊法，了解直接叩诊法。

【方法内容】

1. 间接叩诊法 临床使用较为广泛。医护人员将左手中指第二指节紧贴在被检查部位，左手其他部位翘起，右手中指自然弯曲，用右手中指指尖垂直叩击左手中指第二指节的前端。叩击时利用腕关节活动带动手指叩击，不要动肘及肩关节。每个部位每次叩击 2～3 次，动作要灵活。（见图 2-3-7）

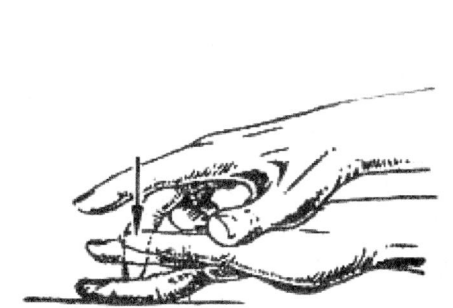
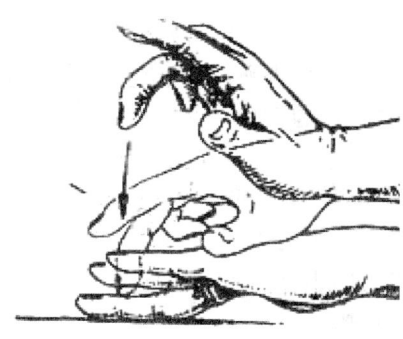

图 2-3-7 间接叩诊方法

2. 直接叩诊法 用右手中间三指掌面直接拍击被检查部位，借拍击的反响和指下的振动感来判断病变的情况。主要用于胸部和腹部面积较广泛的病变，如大量胸腔积液和腹水时。另外如肾区叩痛、肝区叩痛的检查也属直接叩诊。

【注意事项】

1. 尽量保持周围环境安静，以免噪音对叩诊音的干扰。
2. 充分暴露被检查部位，并注意对称部位的比较。
3. 每个部位每次叩诊的次数不宜过多。

（四）听诊

听诊（auscultation）是医护人员直接用耳或借助听诊器听取身体各部发出的声音进行检查的方法。主要用于肺部呼吸音、心音、肠鸣音等的听取。听诊器的胸件有膜型和钟型两种，钟型适于听取低调的声音。

【目的要求】

了解听诊的方法和注意事项。

【方法内容】

1. 直接听诊法 用耳朵直接附于被评估者体表进行听诊的方法，用于紧急情况下。
2. 间接听诊法 借助听诊器进行听诊的方法。临床上常用，主要用于心、肺、腹部及血管性杂音的听诊。

【注意事项】

1. 环境要安静、温暖，听诊器胸件要温暖，以免肌肉收缩，产生干扰声音。
2. 被检查者多取坐位或卧位，医生可与被检查者对坐或立于病人右侧，有时被检查者需做深呼吸运动或变换体位进行听诊，对老年或体弱者应尽可能减少改变体位带来的痛苦。

3．听诊前要检查耳件方向是否正确、管腔是否通畅。

4．肺部听诊时，应左右两侧相互对照，以免误诊和漏诊。进行心、肺听诊时，应注意排除相互之间的干扰音。

（五）嗅诊

嗅诊（olfactory examination/smelling） 是用嗅觉来辨别发自被检查者的各种气味及其健康状况关系的一种检查方法。

【目的要求】

了解嗅诊的方法及常见呼吸道气味、分泌物、排泄物的异常气味的临床意义。

【方法内容】

嗅诊时医生将被检者散发出的气味扇向鼻部，然后仔细判断气味的性质，并借助视、触、叩、听诊等检查所获得的资料综合分析，查明气味的来源，同时应注意排除被检者由外界沾染来的气味的影响。

1．呼吸气味　酒味——酒精中毒；蒜味——有机磷中毒；烂苹果味——酮症酸中毒；氨味——尿毒症；肝腥味——肝性脑病。

2．痰液　恶臭痰——支气管扩张症、肺脓肿。

3．脓液　恶臭——气性坏疽。

4．呕吐物　酸臭——幽门梗阻；粪臭味——肠梗阻。

（关建民）

项目四 一般检查

子项目一 全身状态检查

（一）性别 <略>

（二）年龄 <略>

（三）生命体征

1. 体温

(1) 体温测量与正常范围

1) 腋测法：拭干腋下汗水，分开腋毛，将体温计甩至35℃以下，然后把水银端置于患者腋窝深部并用上臂将其夹紧，放置10min后取出读数，正常值为36～37℃。

2) 口测法：将消毒过的体温计置于患者舌下，紧闭双唇，不用口呼吸，以免冷空气进入口腔影响口温，测量前10min内禁饮热水和冷水，以免影响测量结果，放置5min后计数，正常值为36.3～37.2℃。

3) 肛测法：患者侧卧，将体温计水银端涂以滑润剂，徐徐插入肛门，深达体温计的1/2，放置5min取出读数，正常值为36.5～37.7℃。

(2) 体温记录方法：将体温测量结果记录于体温记录单相应的坐标点上，并将各点直线相连，即成体温曲线。

(3) 注意事项

1) 测量时间：一般患者每日上午7～8时和下午4～6时各测体温一次，发热每4小时测体温一次，特别情况随时测量，但夜间为减少对患者睡眠的影响，尽量少测。

2) 影响实际体温的因素：若遇所测体温结果与患者病情不符时应重测，并分析误差的原因，常见原因如下：

①体温结果高于实际体温：a.体温计水银柱未甩至35℃以下；b.测体温前用热水漱口或身体附近有热物体。

②所测温度低于实际体温：a.恶病质、病情重、意识障碍致体温计未夹紧；b.腋窝有汗致体温计未上升到实际高度；c.身体附近有冷物体或用冷水含漱。

2. 呼吸　详见第二篇项目七子项目三。

3. 脉搏　详见第二篇项目七子项目四实训二血管检查。

4. 血压　详见第二篇项目七子项目四实训二血管检查。

（四）发育与体型

1. 发育

(1) 判断正常成人发育的标准：

(2) 头部的长度为身高的1/7～1/8，胸围等于身高的1/2，两上肢展开的宽度约等于身高，坐高等于下肢的长度。正常成人体重（kg）等于身高（cm）减105，女性按公式计算值再减去2～3kg。

2. 体型
(1) 正力型（均称型，匀称型）：身体各部结构匀称适中，腹上角约为90°。
(2) 无力型（瘦长型）：身高体瘦，颈细长，垂肩，胸扁平，腹上角＜90°。
(3) 超力型（肥胖型、矮胖型）：矮胖，颈粗短、肩宽平，胸廓类桶状，腹上角＞90°。

（五）营养
可分为良好、不良和中等三种。

（六）意识状态
正常人意识清楚。临床上常见的意识障碍有：意识模糊、嗜睡、谵妄、昏睡、昏迷（浅昏迷、中度昏迷、深昏迷）。

（七）面容与表情
正常人表情自如，双眼有神，对外界刺激反应灵敏。当某些疾病时，可出现一些特殊面容与表情如：急性面容，慢性面容，病危面容，贫血面容，二尖瓣面容，甲亢面容，黏液性水肿面容，肝病面容，肾病面容，肢端肥大症面容，满月面容，伤寒面容，苦笑面容等。

（八）体位
可分为自主体位、被动体位、强迫体位。
强迫体位又可分为：强迫仰卧位、强迫侧卧位、强迫坐位（亦称端坐呼吸）、强迫蹲位，辗转体位不安、足弓反张位等。

（九）姿势
正常人躯干端正，肢体运动灵活适度。当某些疾病时如脊柱，关节、肢体外伤、颈椎病、急腹症等时，可使姿势发生不同程度的异常改变。

（十）步态
正常人步态因年龄、机体状态和所受训练的影响而有不同的表现。小儿走路时喜急行快跑，青年矫健有力，老年人小步慢行。在某些疾病时可出现如下步态：蹒跚步态、醉酒步态、偏瘫步态、共济失调步态、慌张步态、跨阈步态、剪刀式步态等。

子项目二 皮 肤

【目的要求】
了解皮肤检查的主要内容。
【方法内容】
皮肤检查以视诊为主，有时配合触诊检查。检查的主要内容如下：颜色、温度与出汗、弹性、皮疹、脱屑、出血、蜘蛛痣与肝掌、水肿、溃疡与瘢痕、皮下结节、毛发等。

子项目三 淋巴结

【目的要求】
1. 掌握淋巴结触诊的方法和顺序。
2. 了解淋巴结触诊的注意事项。
【方法内容】
触诊是检查淋巴结的主要方法。检查者将示、中、环三指并拢，其指腹平放于被检查部位的皮肤上进行滑动触诊。

（一）淋巴结的触诊方法

1．颈部淋巴结触诊的方法　医生站在被检查者背后，让其头稍低并偏向检查侧，以使皮肤或肌肉松弛，便于触诊，用手指紧贴检查部位，由浅入深进行滑动触诊。

2．锁骨上淋巴结的触诊方法　患者取坐位或卧位，医生站于被检查者对面或右侧，右手触诊左侧，左手触诊右侧，由浅部渐触摸至锁骨后深部。

3．腋窝淋巴结的触诊方法　医生面对被检查者，先左侧后右侧。医生左手握持被检者左腕，向外上屈肘，外展抬高45°，右手指并拢，掌面贴近胸壁向上逐渐达腋窝顶部，然后用同样的方法检查右侧。

4．滑车上淋巴结的触诊方法　检查右滑车上淋巴结时，用右手握持被检查者右手腕，抬至胸前，左手掌向上，小指抵达肱骨内上髁，环指、中指、小指并拢在肱二头肌与肱三头肌沟中纵行、横行滑动触摸。

（二）淋巴结触诊的顺序

耳前、耳后、乳突区、枕骨下区、颌下、颏下、颈后三角、锁骨上窝、腋窝、滑车上、腹股沟、腘窝等。

【注意事项】

触诊淋巴结肿大时应注意其部位、形态、大小、数目、质地、压痛、活动度有无粘连，注意局部皮肤有无红肿、瘢痕、瘘管等。

（王　芳）

项目五　头部及其器官检查

子项目一　头　颅

【目的要求】
掌握头发、头皮的检查方法及其内容；头颅的检查内容及头围的测量方法。
【设备用品】
软尺。
【方法内容】
（一）头发、头皮的检查
受检者取坐位或仰卧位，医生通过视诊观察其头发的颜色、疏密度、前后发际的高低、是否有脱发。检查头皮，应拨开头发，自前向后，从中间到两侧，仔细全面检查。
（二）头颅的检查
1．视诊　受检者取坐位，医生通过视诊观察头颅有无畸形；受检者端坐位，观察其有无头部不随意运动，有无活动受限，随意活动检查见颈部检查。
2．触诊　受检者取坐位或仰卧位，医生通过触诊用双手仔细触摸头颅的每一个部位，了解其外形、有无压痛和异常隆起。小儿应检查囟门大小及张力。
3．测量头围　受检者端坐位，医生取软尺，自眉间向后经枕骨粗隆绕头一周，所得周长即头围。要求软尺松紧度合适。
【注意事项】
1．头发检查时，注意排除染发等因素对发色的影响。
2．头围测量，软尺松紧度以受检者无紧迫感及软尺不自行下滑为适宜。

子项目二　头部器官

一、眼

【目的要求】
掌握眼睛检查的顺序、方法及内容。
【设备用品】
手电筒、医用棉签。
【方法内容】
（一）眉毛
受检者坐位或仰卧位，医生通过视诊观察眉毛的颜色、浓密及分布情况。
（二）眼睑
1．视诊　受检者坐位或仰卧位，医生通过视诊观察眼睑有无内翻、外翻、水肿等，同时嘱受检者做睁眼、闭眼运动，观察有无睑下垂及闭合障碍。

2．触诊　受检者坐位或仰卧位，闭上双眼或自然睁开双眼，医生用拇指触摸上下眼睑有无包块、压痛及有无睫毛反射。

（三）结膜

1．球结膜检查　受检者自然睁开双眼，即可暴露球结膜。

2．下眼睑结膜和下穹隆结膜检查　受检者坐位或仰卧位，医生将左或右手拇指或示指放在下眼睑中央部睑缘稍下方向下牵拉下眼睑，同时嘱被检者向上看，下眼睑结膜和下穹隆结膜即可暴露。

3．上眼睑结膜和上穹隆结膜检查　受检者坐位或仰卧位，嘱被检者向下看，医生将示指放在上眼睑中央眉下凹处，拇指在上眼睑缘中央稍上方的睑板前面，用这两个手指夹住此处眼睑皮肤，向前向下方牵拉眼睑，同时示指轻轻下压，拇指将眼睑皮肤往上捻卷，上眼睑即可被翻转，暴露上眼睑结膜和上穹隆结膜。

（四）巩膜

受检者坐位或仰卧位，医生用左或右手拇指在上眼睑缘中央稍上方的睑板前面，向上牵拉上眼睑，同时嘱被检者向下看，即暴露上方巩膜；医生用左或右手拇指在下眼睑缘中央稍下方的睑板前面，向下牵拉下眼睑，同时嘱被检者向上看，即暴露下方巩膜。

（五）角膜

受检者坐位或仰卧位，自然睁开双眼即暴露角膜。

（六）虹膜

检查方法同角膜检查。

（七）瞳孔

1．形状与大小　在自然灯光下，安静状态，受检者坐位或仰卧位，自然睁开双眼即见瞳孔。正常瞳孔为圆形，双侧等大，直径为 3～4mm。

2．对光反射

（1）直接对光反射：受检者坐位或仰卧位，平视正前方，用手电筒光照射其一侧瞳孔，被照射的瞳孔立即收缩，移除光照后很快复原，称直接对光反射。

（2）间接对光反射：受检者坐位或仰卧位，平视正前方，以手隔开两眼，用手电筒光照一侧瞳孔，另一侧瞳孔也同时收缩，称间接对光反射。

3．调节与集合反射

（1）调节反射：受检者坐位或仰卧位，嘱其注视正前方 1m 以外的目标（常以医生示指竖直），然后将目标迅速移向眼球，距眼球约 20cm 处，正常人此时瞳孔逐渐缩小，称调节反射。

（2）集合反射：受检者坐位或仰卧位，嘱其注视正前方 1m 以外的目标，将目标缓慢移向眼球，双侧眼球向内集合，称集合反射。

（八）眼球

1．外形　受检者坐位或仰卧位，双眼自然平视，医生于受检者面前及一侧，观察眼球外形有无突出、下陷。

2．运动检查　受检者坐位或仰卧位，医生将目标物（手指或棉签）置于受检者眼前 30～40cm 处，嘱其固定头部，眼球随目标方向移动，一般先查左眼，后检查右眼，按左——左上——左下、右——右上——右下 6 个方向顺序进行。

3．眼球震颤检查　受检者坐位或仰卧位，嘱其眼球随着医生手指所示方向（水平或垂直）运动数次，观察是否出现震颤。

4．眼压　指测法：受检者坐位或仰卧位，嘱其向下看（不能闭眼），医生用双手示指放在上睑的眉弓和睑板上缘之间，其余手指放在额部及颊部，然后两手示指交替地轻压眼球的赤道部，借助指尖感觉眼球波动的抗力，判断其软硬度。

【注意事项】
1．结膜的检查，最好在自然灯光下进行，必要时可在电筒光照下进行。
2．巩膜的检查，应视诊巩膜的穹隆部颜色。
3．眼压指测法用双手示指交替轻按上眼睑时，其余手指不能悬空，应放在额部及颊部。

二、耳

【目的要求】
1．掌握耳的检查方法及内容。
2．掌握听力的粗测方法。

【设备用品】
无

【方法内容】
（一）耳郭及外耳道检查

受检者坐位或仰卧位，通过视诊观察耳郭，然后，将耳郭拉向上后方，使外耳道变直，观察外耳道有无分泌物。

（二）乳突检查

受检者坐位或仰卧位，医生首先观察乳突部皮肤有无改变，然后用左手或右手拇指，按压乳突，观察患者有无疼痛。

（三）听力

粗测法：在安静环境下，受检者闭目静坐，嘱其用手指阻塞一侧耳道，医生持手表或以拇指与示指互相摩擦，自1m以外逐渐移近患者，直到受检者听到声音为止，测量距离。正常者一般约在1m处听到手表或捻发音。

【注意事项】
听力检查时，要在安静环境下进行。

三、鼻

【目的要求】
1．掌握鼻的外观、鼻腔的检查方法及内容。
2．掌握鼻窦的检查方法。

【设备用品】
无

【方法内容】

（一）外观与鼻腔检查

受检者坐位或仰卧位，平静呼吸，观察鼻外形、皮肤颜色及鼻孔随呼吸的活动。

鼻腔检查时，受检者坐位或仰卧位，头后仰，平静呼吸，即暴露鼻腔前部，鼻腔深部检查需额镜和鼻镜。

（二）鼻窦

检查顺序为额窦、筛窦、上颌窦。

1．额窦　受检者坐位或仰卧位，医生双手置于患者两侧颞部，双手拇指分别于受检者左右眼眶上方稍内，用力向后向上按压，询问有无压痛，比较两侧有无差别。

2．筛窦　医生双手置于耳后，双手拇指置于被检查者鼻根部与眼内角之间向后内方按压，询问有无压痛，比较两侧有无差别。

3．上颌窦　医生双手置于被检查者两侧耳后，双手拇指置于左右颧部向后按压，询问有无压痛，比较两侧有无差别。

【注意事项】

鼻窦检查时，医生用力要均匀、适当，不使病人过分痛苦。

四、口

【目的要求】

1．掌握口唇的检查内容。

2．掌握口腔内器官的检查内容及方法。

【设备用品】

压舌板、手电筒。

【方法内容】

（一）口唇检查

受检者自然闭合双唇，坐位或仰卧位，观察口唇的颜色、形态及光滑度。

（二）口腔黏膜、牙齿及牙龈的检查

受检者坐位或仰卧位，在充分的自然光线下或手电筒照明，自然张口，取消毒压舌板，观察口腔黏膜、牙齿及牙龈。

（三）舌检查

受检者坐位或仰卧位，自然张口，观察舌质、舌苔情况，嘱受检者将舌伸出口外，观察舌是否居中，有无震颤等。

（四）口咽部

受检者坐位，头略后仰，张口并发"啊"音，同时医生用压舌板在舌的前2/3与后1/3交界处迅速下压，此时软腭上抬，在照明的配合下，即可见软腭、扁桃体等。如扁桃体肿大则应注意分度。

【注意事项】

1．注意牙齿所在部位正确的标明格式。

2．鼻咽与喉咽检查，常在耳鼻喉专科进行，在此未阐明。

五、腮腺

【目的要求】
掌握腮腺的检查内容及方法。

【设备用品】
压舌板、手电筒。

【方法内容】

（一）视诊

受检者坐位或卧位，医生通过视诊观察腮腺区皮肤有无红肿，两侧是否对称。嘱受检者张口，在手电筒光照下，医生借助压舌板观察上颌第二磨牙对面的颊黏膜上腮腺开口的情况，注意有无红肿或分泌物。

（二）触诊

受检者坐位或卧位，医生用双手中间三指指腹触诊受检者双侧耳屏、下颌角、颧弓所构成的三角区，注意有无结节、压痛。

【注意事项】

1. 正常人腮腺薄而软，触诊不清。
2. 注意腮腺导管开口处有无红肿或分泌物。

（刘瑞婷）

项目六　颈部检查

【目的要求】
1．掌握颈部检查的主要内容、基本方法及检查注意事项。
2．熟悉各种病理变化的意义。

【方法内容】

（一）颈部外形检查法

嘱受检者颈部直立，正常人颈部两侧对称，矮胖者较粗短，瘦长者较细长，血管不显露。男性甲状软骨较突出形成喉结，女性较平坦。转头时可见突起的胸锁乳突肌。

颈部分区：

颈前三角，为胸锁乳突肌内缘、下颌骨下缘与前正中线之间的区域。

颈后三角，为胸锁乳突肌后缘、锁骨上缘与斜方肌前缘之间的区域。

（二）颈部姿势与运动检查

受检者平静端坐位，正常人颈部应屈伸、转动自如。检查时注意有无不能抬头、斜颈、活动受限、颈部强直等。

（三）颈部皮肤与包块的检查方法

颈部皮肤：检查时注意有无蜘蛛痣、疖肿、结核、瘢痕、皮炎、瘘管等。

颈部包块：检查时注意有无包块，若有，应注意其部位、数目、大小、质地、活动度、与邻近器官的关系和有无压痛等特点。

（四）颈部血管检查方法

1．颈静脉检查　受检者先取坐位或站立位，观察患者颈静脉充盈情况（常取右侧颈静脉进行观察），正常人不显露；再取平卧位，正常人可见颈静脉充盈，30°半卧位时，充盈水平限于锁骨上缘至下颌角距离的下2/3以内。正常的颈静脉最高充盈点距胸骨角的垂直距离＜4cm，颈静脉怒张时＞4cm。正常人不出现颈静脉搏动，在三尖瓣关闭不全伴有颈静脉怒张时可以看到，但触诊时无搏动感。

2．颈动脉检查　正常人安静状态下一般看不到颈动脉搏动，剧烈活动时可见，且触诊有明显搏动感。

3．颈部血管听诊

（1）正常人颈部大血管处听不到杂音，若听到收缩期杂音，考虑颈动脉狭窄。

（2）若在右锁骨上窝听到低调、柔和、连续的"营营"样杂音，为生理性，压迫颈静脉后可消失。

（五）甲状腺检查方法

1．视诊　受检者取端坐位，颈部直立，观察甲状腺的大小及对称性。正常人甲状腺外观不明显。嘱被检者做吞咽动作，可见甲状腺随吞咽动作向上移动。不易辨认时，则嘱被检者两手放于枕后，头向后仰，再进行观察。

2. 触诊

(1) 甲状腺峡部：被检者取端坐位，检查者站于其前面用拇指或站于其后面用示指从胸骨上切迹往上触摸，可感到气管前软组织，嘱被检者做吞咽动作，可感此组织在手下滑动，判断有无增厚、肿块等。

(2) 甲状腺侧叶

1) 前面触诊：被检者取坐位或仰卧位，颈部放松，头稍前屈。坐位时，检查者一手拇指施压于一侧甲状软骨，将气管推向对侧，四指放在颈项部，另一手示指、中指在对侧胸锁乳突肌后缘推挤甲状腺侧叶，拇指在胸锁乳突肌前缘触诊，配合吞咽动作，重复检查，可触及被推挤的甲状腺。用同样方法检查对侧甲状腺（图2-6-1）。

2) 后面触诊：被检者取坐位，颈部放松，头稍前屈。检查者一手示指、中指施压于一侧甲状软骨，将气管推向对侧，拇指放在颈项部，另一手拇指在对侧胸锁乳突肌后缘推挤甲状腺，示、中指在胸锁乳突肌前缘触诊甲状腺，配合吞咽动作，重复检查，可触及被推挤的甲状腺。用同样方法检查对侧甲状腺（图2-6-2）。

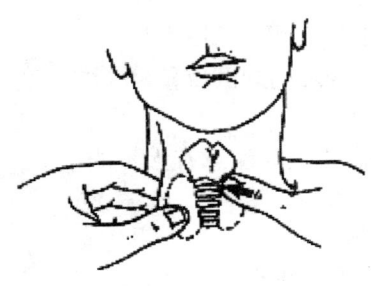

图 2-6-1　从前面触诊甲状腺

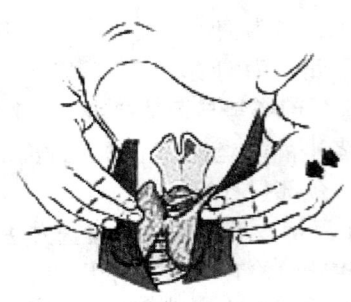

图 2-6-2　从后面触诊甲状腺

甲状腺肿大可分为3度：Ⅰ度，不能看到但能触及；Ⅱ度，能看到肿大的甲状腺又能触及，但在胸锁乳突肌以内；Ⅲ度，超过胸锁乳突肌外缘。

3. 听诊

甲状腺肿大时，将听诊器直接放在肿大的甲状腺上，进行听诊。若听到血管杂音，有助于甲状腺功能亢进的诊断。

（六）气管检查方法

被检者取舒适坐位或仰卧位，颈部自然伸直，正常人气管位于颈前正中部。检查者面对被检者，以示指及环指分别放在左、右两侧胸锁关节处，看中指是否与其他两指等距离，或将中指触摸气管，观察中指与两侧胸乳突肌所构成间隙的大小，以判断气管是否移位（图2-6-3）。

【注意事项】

1. 检查时，应在平静、自然的状态下进行。

2. 应让受检者取舒适坐位或仰卧位，解开内衣，充分暴露颈部和肩部。

3. 检查时，手法宜轻柔，避免引起疼痛、咳嗽、憋气，疑有颈部疾病时更应细心。

（关建民）

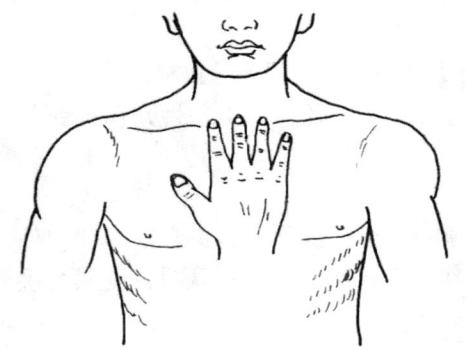

图 2-6-3　气管移位检查法

项目七　胸部检查

子项目一　胸部的体表标志

【目的要求】

1．掌握胸骨角、肩胛下角、第 7 颈椎脊突和肋脊角的位置；掌握胸骨上窝、锁骨上窝、锁骨下窝、锁骨中线、腋中线和肩胛线的位置、检查方法及临床意义。

2．熟悉人体胸部其他体表标志的位置、检查方法及临床意义。

【设备用品】

直尺、标记笔等。

【方法内容】

（一）自然标志

1．胸骨　位于前胸壁的正中，由胸骨柄、胸骨体及剑突三部分组成，胸骨柄上部左右两侧与锁骨相连的部位称为胸锁关节。

2．胸骨角　胸骨柄与胸骨体相连的部位向前突起而成，即路易（Louis）角。与第 2 肋软骨相连，为前胸计数肋骨的重要标志；相当于主动脉弓上缘、气管分叉部、心房上缘和第 4 胸椎水平。

3．锁骨　位于前胸部上方两侧，内端与胸骨柄相连，外端终止于肩锁关节。

4．肋骨及肋间隙（左、右）　肋骨共 12 对，第 1～7 肋骨在前胸部与各自肋软骨相连，第 8～10 肋骨的肋软骨相连组成肋弓后再与胸骨相连，第 11、12 肋骨前端游离，不与胸骨相连，为浮肋。上、下 2 个肋骨之间的空隙为肋间隙。

5．肩胛骨（左、右）　位于背部两侧的上方第 2～8 肋骨之间，肩胛冈及其肩峰端均易触及，最下端称为肩胛下角。被检者呈直立位且双上肢自然下垂时，肩胛下角为第 7 肋间或第 8 肋骨水平，是后胸部计数肋骨和肋间隙的主要标志。

6．脊柱棘突　位于后部正中。以第 7 颈椎棘突最为突出，低头时更明显，其下部为胸椎的起点，为计数胸椎的标志。

7．腋窝（左、右）　双上肢内侧与胸壁相连的部位向内凹陷而成。

8．肋脊角（左、右）　左右第 12 肋骨与脊柱构成的夹角，也称肋脊点。肾及输尿管的上端位于该角的前方。

（二）人为划线和分区

1．前正中线（胸骨中线）　为通过胸骨正中的垂直线。

2．锁骨中线（左、右）　是通过锁骨胸骨端与肩峰端连线中点的垂直线。

3．腋前线（左、右）　通过腋窝前皱襞的垂直线。

4．腋后线（左、右）　通过腋窝后皱襞的垂直线。

5．腋中线（左、右）　通过腋窝顶部的垂直线，即与腋前线和腋后线等距离的平行线。

6．肩胛线　两臂自然下垂时，通过肩胛下角的垂直线。

7. 后正中线　通过胸部后方的垂直线，即通过椎骨棘突的垂直线，也称脊柱中线。

8. 胸骨上窝　胸骨柄上方的凹陷部，气管自其后正中通过。

9. 锁骨上窝（左、右）　为左、右锁骨上方的凹陷部，相当于两侧肺尖的上部。

10. 锁骨下窝（左、右）　为左、右锁骨下方的凹陷部，相当于两肺尖的下部，其下界为第3肋骨下缘。

11. 腹上角　由两侧肋弓汇合于胸骨下端所形成的夹角。成人正力型者为直角，瘦长体型者为锐角，超力型者为钝角。

12. 肩胛上区（左、右）　为肩胛冈以上的区域，相当于两肺尖的下部。

13. 肩胛下区（左、右）　为两肩胛下角的连线与第12胸椎水平线之间的区域。

14. 肩胛间区（左、右）　两肩胛骨内侧缘之间的区域。

【注意事项】

定位肩胛下角时，被检者应取直立位且双上肢自然下垂，否则对应的肋间不准确。

（郜宪林）

子项目二　胸壁、胸廓与乳房检查

【目的要求】

1. 掌握胸壁、胸廓检查的内容及正常表现；掌握乳房的视、触诊检查方法。
2. 熟悉胸廓、胸壁、乳房的常见异常体征。
3. 了解乳房常见疾病的临床表现。

【设备用品】

软尺、听诊器等。

【方法内容】

（一）胸壁检查

主要是通过视诊和触诊进行检查，除营养状态、皮肤和骨骼肌发育的情况外，应重点注意以下四项：

1. 静脉　正常情况下不易见到，如有明显胸壁静脉的充盈或曲张则为异常，应进一步检查血流的方向。方法：选一段充盈明显、无分叉、无弯曲的静脉，以右手并拢的示指与中指置于其上，稍施加压力并逐渐把两个手指分开，挤出血管内的血液，然后松开一个手指，另一个手指保持按压不动，若静脉不充盈，说明血流方向是由按压的手指指向松开的手指，若静脉立刻充盈表明血流方向相反（血流方向自上而下见于上腔静脉阻塞，自下而上见于下腔静脉阻塞、门静脉高压等）。

2. 皮下气肿　视诊时皮肤外观饱满；用手按压皮肤，可有握雪感或捻发感；用听诊器体件加压后听诊可闻捻发音。多由于肺、气管、胸膜受损后或气胸病人胸腔闭式引流过程中，气体由病变部位或引流口逸出进入皮下，偶见于局部产气杆菌感染，严重者可向颈、腹部及全身皮下蔓延。

3. 胸壁压痛　先用手掌轻压胸壁各部判断有无压痛及位置，然后再用右手拇指局部按压确定压痛的准确位置。胸部常见的压痛部位及意义：①肋间压痛，多为肋间神经炎；②肋软骨局部压痛，见于肋软骨炎；③　胸骨压痛及叩击痛，见于白血病；④肌肉压痛，见于肌炎；⑤胸壁局部压痛，见于胸壁软组织炎、脓肿或肋骨骨折等。

4. 肋间隙　注意肋骨的走行方向、肋间隙有无回缩和膨隆。吸气时间隙明显回缩，见于上呼吸道阻塞患者；肋骨平行走行且肋间隙饱满见于肺气肿；一侧膨隆见于大量胸腔积液、张力性气胸等。

（二）胸廓检查

1. 正常　胸廓两侧对称，成人胸廓前后径短于左右径。二者比例约为1：1.5，小儿和老年人前后径略小于或等于左右径。

2. 异常

（1）桶状胸：前后径增大，与左右径几乎相等，肋骨平行走行，肋间隙增宽，胸廓呈桶状。见于肺气肿，也可见于正常老年人和儿童。

（2）扁平胸：胸廓扁平，前后径不到左右径的一半。见于慢性消耗性疾病，也可见于正常瘦长体形者。

（3）佝偻病胸：多见于儿童期佝偻病的患者，常见以下主要四种，①鸡胸，胸骨下端前突，前侧肋骨凹陷，使得胸廓上下径变短，前后径大于左右径；②肋膈沟（哈里逊沟），自胸骨剑突沿膈肌附着处向内凹陷，前下部肋骨外翻；③漏斗胸，胸骨下部剑突处明显向内凹陷，似漏斗状；④佝偻病串珠，胸骨两侧各肋软骨与肋骨交界处隆起，成串珠状。

（4）胸廓一侧或局部变形：①膨隆，局部见于大量心包积液、心脏扩大、胸壁肿瘤等；一侧见于大量胸腔积液、气胸、代偿性肺气肿等；②凹陷，见于肺不张、广泛胸膜肥厚粘连、肺纤维化等。

（5）脊柱畸形引起的胸廓改变　严重脊柱畸形可导致胸廓发生相应的改变，包括两侧胸廓不对称、肋间隙增宽或变窄、胸腔内脏器与体表标志的关系发生改变等。

（三）乳房检查

正常成人男性及儿童乳房一般不明显，乳头位于锁骨中线第4肋间。女性乳房在青春期逐渐增大，呈半球形，乳头也逐渐增大呈圆柱形；成年女性乳房上界是第2或第3肋骨，下界是第6或第7肋骨，内界起自胸骨缘，外界止于腋前线。检查时先视诊，再触诊，先检查健侧，后检查患侧。同时进行腋窝和锁骨上淋巴结的检查。被检者取坐位或卧位，衣服脱至腰部，充分暴露乳房；检查时先双上肢自然下垂，然后双手叉腰或双手交叉置于枕后重复检查。为便于疾病的描述，通常以乳头为中心做一垂直线与水平线，将乳头分为四个象限。

1. 视诊

（1）注意内容：乳房对称性、大小、形状，乳头位置是否对称，有无上牵或内陷等；乳房皮肤有无红肿、溃疡、皮疹、橘皮样改变、局限性凹陷、隆起、瘢痕、瘘管、色素沉着、分泌物等；腋窝和锁骨上窝皮肤有无红肿、包块、溃疡、瘘管和瘢痕等。

（2）常见异常及意义：①一侧明显增大见于先天性畸形、囊肿形成、炎症或肿瘤；一侧明显缩小多因发育不全引起。②局部皮肤发红提示局部炎症或癌性淋巴管炎，前者同时伴有发热、疼痛、肿胀等可鉴别；局限性凹陷多提示局部外伤、炎症、肿瘤等原因造成受累区域乳房表层和深层之间悬韧带缩短；"橘皮"样改变见于乳房肿瘤浸润导致癌细胞机械堵塞淋巴管引起淋巴水肿。③乳头回缩可为发育异常，但如为近期发生，则可能为癌变；乳头异常分泌物多提示乳腺导管疾病，分泌物为血性常见于导管内良性乳头状瘤，亦可见于乳腺癌患者，浆液性则见于慢性囊性乳腺炎。

2. 触诊

(1) 检查方法　检查时医生的手指或手掌平放在乳房上，向胸壁方向轻施压力，以旋转或来回滑动进行触诊（浅部触诊法），自乳房外上象限开始，依次按外上、外下、内下、内上顺序由浅入深触诊，最后触诊乳头及腋窝淋巴结。右手检查左侧，左手检查右侧。

(2) 检查内容及正常表现　检查时注意乳房的质地、弹性、压痛及肿块等，发现病变应做准确记录。正常乳房柔软有弹性，可有颗粒或坚韧感。妊娠期乳房胀大而柔韧。哺乳期有结节样感。

(3) 常见异常表现及意义：①质地与弹性，硬度增加和弹性消失提示炎症或肿瘤浸润；②压痛，炎症时乳房局部明显压痛，恶性病变较少出现压痛；③包块，触及乳房包块时应注意其部位、大小、质地、边缘是否清楚、活动度、外形是否规则、与周围组织是否粘连、有无压痛及其程度等，可见于炎症、增生、良性或恶性肿瘤等。

【注意事项】

1. 乳房触诊检查时动作应轻柔，以免引起疼痛或把乳房的颗粒感误认为是结节或肿块。
2. 充分暴露乳房，同时注意保护病人的隐私；男医生检查女病人时要求病人家属或女医务人员在场。

（郜宪林）

子项目三　肺部检查

【目的要求】

1. 掌握肺和胸膜视、触、叩、听的检查原理、方法和内容；掌握正常人肺和胸膜视、触、叩、听的正常表现和生理变异。
2. 熟悉肺和胸膜常见病变的异常表现。
3. 了解呼吸系统常见疾病的症状、体征。

【设备用品】

听诊器、软尺、标记笔等。

【方法内容】

肺和胸膜的检查是呼吸系统疾病诊断的基本方法，检查时患者最好取坐位，病情较重时也可取仰卧位，但要注意床面对叩、听诊结果的影响；充分暴露胸部，按照先上后下，两侧对比，先前胸，后侧胸，再背部，按视、触、叩、听的顺序详细检查；环境应该温暖、舒适。

(一) 视诊

1. 视诊方法　让被检查者取仰卧位，平静呼吸，充分暴露胸、腹部；检查者站在被检者的右侧，视线与胸部在同一水平线；光线来自左侧或头侧。

2. 视诊内容及表现

(1) 呼吸运动

1) 类型：正常成人男性及儿童，呼吸时以腹部的起伏为主，为腹式呼吸；女性以胸廓的起伏为主，为胸式呼吸。肺、胸膜和胸壁病变时胸式呼吸减弱而腹式呼吸增强，如肺结核、肺炎、胸膜炎、肋骨骨折等；腹膜炎、大量腹水、腹腔巨大肿瘤、晚期妊娠、膈肌麻痹等疾病时膈肌运动受限，腹式呼吸减弱而胸式呼吸增强。

2) 强度：呼吸运动增强见于发热、剧烈运动后、代谢性酸中毒等；双侧呼吸运动减弱见于肺气肿、双侧胸腔积液或气胸、呼吸肌麻痹及碱中毒等。一侧减弱或消失，见于一侧大量胸腔积液、气胸、胸膜肥厚粘连及大叶性肺炎等。

(2) 呼吸频率及深度

正常成人静息状态下呼吸深浅适度，频率 16～20 次/分，呼吸与脉搏之比约为 1∶4。常见异常有：①深快，正常成年人呼吸频率超过 24 次/分且深度变深，见于发热、甲亢、贫血、剧烈运动、情绪紧张等；②浅快呼吸，频率增快但深度变浅，见于严重的肺、胸膜病变及腹部病变致膈肌运动受限疾病，如重症肺炎、大量胸腔积液、气胸、肺水肿、大量腹水等；③浅慢，呼吸频率＜12 次/分，见于使用麻醉剂、镇静剂过量、颅内高压等；④库斯莫尔呼吸，为严重代谢性酸中毒时出现的深而规则的呼吸，也称为酸中毒大呼吸，见于糖尿病酮症酸中毒、尿毒症终末期等。

(3) 呼吸节律：正常人呼吸节律规整。病理情况下改变有：

1) 潮式呼吸：亦称陈 - 施氏（Cheyne-Stokes）呼吸，表现为呼吸由浅慢逐渐变为深快，再由深快变为浅慢，随之出现一段呼吸暂停，再重复以上过程，见于脑炎、脑膜炎、颅内高压及某些中毒性疾病累及呼吸中枢时。

2) 间停呼吸：亦称比奥（Biot）呼吸，表现为规律呼吸几次后，突然停止一段时间，又开始呼吸，周而复始，见于重症颅脑疾病累及呼吸中枢时，但病情更为严重，多见于临终前发生。

3) 叹息样呼吸：在一段正常呼吸节律中偶尔出现一次深长呼吸，并常伴有叹息声，多见于神经官能症。

4) 抑制性呼吸：由于突然出现胸部剧烈疼痛使吸气相突然中断，呼吸运动短暂地受到抑制，见于急性胸膜炎、肋骨骨折及胸部严重外伤等。

5) 双吸气呼吸（抽泣样呼吸）：为一次呼吸过程中连续两次吸气，类似哭泣时的抽泣，见于颅内高压及脑疝前期。

(二) 触诊

1. 胸廓扩张度

(1) 检查方法

1) 前胸：两手置于胸廓前下部对称部位，左右拇指分别沿肋缘指向剑突，拇指尖在前正中线两侧对称部位，手掌和伸展的手指置于前侧胸壁。

2) 背部：将两手平置于患者背部约第 10 肋骨水平，拇指与中线平行，并将两侧皮肤向中线轻推。嘱患者做深呼吸运动，观察两拇指离开前或后正中线的距离，并感觉呼吸运动的范围和对称性。

(2) 意义：正常两侧胸廓扩张度一致。一侧胸腔积液、气胸、肺不张及大叶性肺炎时，病侧胸廓扩张度减弱。

2. 语音震颤　被检查者发自声门的语音产生振动，沿气管、支气管及肺泡传至胸壁，可用手感知，称为语音震颤简称语颤。

(1) 检查方法：双手掌平放于胸廓两侧对称部位，嘱被检查者发"一"长音，手掌能感知振动。检查时自上而下，由前胸到侧胸最后背部，双手交叉，左右对比。

(2) 生理变异：成人较儿童强；男性较女性强；瘦者较胖者强；前胸上部较下部强；后

背下部较上部强；右胸上部较左胸上部强。

（3）异常改变及意义：①语颤增强见于肺实变、巨大空腔。②减弱或消失见于支气管阻塞、肺气肿、胸腔积液或气胸、严重胸膜肥厚、胸壁皮下气肿和水肿。

3．胸膜摩擦感

（1）检查方法：将双手掌分别放于被检者前下胸两侧，嘱患者做深呼吸，用手感知是否有皮革样相互摩擦感。

（2）意义：干性胸膜炎、渗出性胸膜炎的初期或晚期可能触及。

（三）叩诊

1．叩诊方法

（1）手法：包括直接叩诊法和间接叩诊法。前者不够准确，仅用于大面积病变或作为初步叩诊；后者是常用且为主要的叩诊方法，叩诊前胸、侧胸、肩胛下区时，板指平置于肋间隙，与肋骨平行，叩诊肩胛间区时，板指与脊柱平行，按照顺序依次叩诊。

（2）体位：被检者取坐位或卧位，坐位时两臂下垂或上举双手置于枕部。检查前胸时，胸部稍前挺；检查侧胸时，被检者上肢抱头；检查背部时，上身稍前倾，头略低，双手交叉抱肩或抱肘。取卧位时，先仰卧检查前胸，后侧卧检查侧胸部及背部。

（3）顺序：自肺尖开始，自上而下，由外向内，两侧对比，逐个肋间隙。先前胸，再侧胸、后背部。

2．正常肺部叩诊音　正常胸部叩诊呈清音，但由于受到肺组织含气量的多少、胸壁肌肉厚薄及邻近器官的影响，各部叩诊音存在差异：①前胸上部较下部稍浊；②右上肺较左上肺叩诊音相对稍浊；③左侧与心脏交界或重叠区，叩诊呈浊音；④右侧肺肝交界与重叠区，叩诊音亦呈浊音；⑤背部肌肉较发达，故背部叩诊音较前胸稍浊；⑥左下肺靠近胃泡，叩诊呈鼓音且鼓音区的大小随胃泡含气量多少而改变。

3．肺界叩诊　遵循自清音区向浊音区叩诊的原则。

（1）肺上界：自斜方肌前缘中点开始叩诊，此处叩诊为清音，然后逐渐向外叩，当清音变为浊音时做标记；返回中点再向内侧叩诊，清音变为浊音时再做标记，测量一下两个标记间的距离，此清音带的宽度即为肺上界（尖）的宽度，正常约为4～6cm。正常情况下，右侧肺尖较低且右肩胛带肌肉较发达，右肺上界较左侧稍窄。

（2）肺前界：正常右肺前界基本与胸骨右缘一致，左肺前界相当于心脏绝对浊音界，叩诊方法见于心界叩诊。

（3）肺下界：被检查者平静呼吸，在两侧锁骨中线、腋中线和肩胛线上分别叩诊，自上而下，逐个肋间隙进行叩诊，当清音变为浊音时，即表示已到肺下界。在锁骨中线、腋中线及肩胛下角线上，正常肺下界分别为第6、8、10肋间隙。

（4）肺下界移动度：在平静呼吸时分别叩出两侧各三条线上的肺下界后，嘱被检查者深吸气后屏气，重新叩出各条线上的肺下界并标记，这时肺下界下移；再深呼气后屏气叩出上升的肺下界并再作标记。两个标记间的距离即为肺下界移动度，正常为6～8cm。

4．肺部病理叩诊音

在正常肺部的清音区，若出现浊音、实音、过清音或鼓音时，即为病理性叩诊音。可见于肺、胸膜和胸壁病变。①浊音和实音：见于肺炎、肺不张、肺水肿、胸腔积液、胸膜肥厚等；②鼓音：见于肺内大空洞，气胸等；③过清音：见于肺气肿；④浊鼓音：见于肺不张、肺水肿、肺炎的充血期和消散期，兼有浊音和鼓音特点的混合音。

（四）听诊

1. 被检者体位及配合的动作　患者最好取坐位，避免床面对呼吸音的影响，病情严重时也可取半坐位或卧位；微张口做均匀呼吸，必要时做深呼吸或咳嗽。

2. 方法及顺序　用听诊器以间接听诊法，从肺尖开始，自上而下逐一肋间隙听诊，由前胸到侧胸最后到背部，注意左右对称部位的对比，同时进行上下部位的对比。

3. 听诊内容　包括正常呼吸音、异常呼吸音、啰音、语音共振及胸膜摩擦音等。

（1）正常呼吸音：主要包括以下三种。

1）支气管呼吸音：正常人在喉部、胸骨上窝和背部第6、7颈椎及第1、2胸椎两侧可听到。特点类似将舌抬高，舌尖抵上颚，呼气时发出的"哈——"音，且呼气相比吸气相持续时间长、音调较高、音响较强。

2）肺泡呼吸音：在正常肺部可听到。特点类似上齿咬下唇吹气时所发出的"夫——"音，声音较轻且柔和，吸气相较呼气相持续时间长、音调较高、音响较强。肺泡呼吸音的强弱与呼吸的深浅、胸壁的厚薄、肺组织的弹性及年龄、性别等有关。表现为呼吸越深，呼吸音越强；年龄越小，胸壁越薄，肺组织的弹性越好，呼吸音越强，男性强于女性；乳房下部、肩胛下部、腋窝下部呼吸音较强，而肺尖、肺底较弱。

3）支气管肺泡呼吸音：正常人在胸骨角附近及肩胛间区第3、4胸椎水平及右侧肺尖部可以听到。为支气管呼吸音与肺泡呼吸音的混和音，其特点是吸气相类似肺泡呼吸音，但音调较高，音响较强，持续时间较长；呼气相类似支气管呼吸音，但音调较低，音响较弱，持续时间较短；吸气相与呼气相持续时间大致相等。

（2）异常呼吸音：也有三种。

1）异常肺泡呼吸音：包括，肺泡呼吸音减弱或消失、肺泡呼吸音增强、呼气音延长、粗糙呼吸音等。

2）异常支气管呼吸音：在正常肺泡呼吸音的听诊部位听到的支气管呼吸音，常见于各种原因导致的肺实变，压迫性肺不张及肺内与支气管相连的大空腔等病变。

3）异常支气管肺泡呼吸音：为正常肺泡呼吸音听诊区听到的支气管肺泡呼吸音。为肺部实变区域较小且与正常肺组织掺杂存在，或实变部位较深且被正常肺组织覆盖。

（3）啰音：根据产生机制及听诊特点不同，可分为干啰音和湿啰音两种。

1）干啰音：气流通过狭窄的气道时产生湍流或黏稠分泌物振动产生的音响。听诊特点，带有乐音性质；音调高，持续时间长；吸气及呼气时均可听到，但以呼气时较明显；强度、性质和部位易变。根据音调的高低可分为高调干啰音和低调干啰音。高调干啰音又称哨笛音、哮鸣音等；低调干啰音又称鼾音。发生于双侧肺部的干啰音可见于支气管哮喘、心源性哮喘及慢性支气管炎等；局限性干啰音多由于局部支气管狭窄所致，如支气管内膜结核、肿瘤等。

2）湿啰音：气流通过稀薄分泌物时产生的水泡破裂音或陷闭的小支气管和肺泡在吸气时重新充气时的爆裂音。根据产生湿啰音的支气管的口径可分为大、中、小水泡音和捻发音。可见于肺炎、肺结核、肺淤血、肺水肿、支气管扩张等。

（4）语音共振

1）检查方法：嘱被检者发"一"长音，喉部发音产生的振动经气管、支气管、肺泡传至胸壁，检查者将听诊器体件放在胸壁上可听到柔和而不清晰的声音；检查时需进行左右两侧对称部位的对比，并注意其强弱和性质的改变。

2）临床意义：同触觉语颤或语音震颤。当有肺实变、压迫性肺不张或大空洞与支气管相通时，语音共振增强，字音清晰可辨，称为支气管语音。大面积的肺实变部位，语音共振更响亮，字音更清晰、近耳，称之为胸语音。

（5）胸膜摩擦音　当胸膜由于炎症、纤维素渗出变得粗糙时，随呼吸运动脏、壁层胸膜之间相互摩擦产生。特点为断续、长短不一、粗糙、响亮、近耳，似两层皮革相互摩擦产生的声音，吸气末或呼气初最清楚，前下侧胸部最易听到。见于纤维素性胸膜炎、胸膜肿瘤、尿毒症、高度脱水时。

【注意事项】

1．环境应安静、温暖，有适当的光线。

2．被检查应舒适、自然，呼吸均匀，避免精神紧张；充分暴露被检查部位，不能隔着衣服进行检查。

3．检查时一定要按顺序进行，避免遗漏；并注意对称部位的对比，同时注意上下及前后对比。

4．听诊时应注意听诊器的耳件方向是否正确，管腔是否通畅。体件应紧贴于胸壁，避免与皮肤摩擦而产生附加音。

（郜宪林）

子项目四　心脏检查及血管检查

【目的要求】

掌握心脏的检查方法及顺序，了解正常与生理变异；心脏望、触、叩、听的诊断方法；全身血管的视触叩听的方法及正确的血压测量方法。

【设备用品】

要求同学穿着隔离衣，并准备：听诊器、汞柱式血压计、彩笔、尺子、手表等用品。

【方法内容】

1．据第三篇检体诊断的内容，指导教师先做体格检查示教，然后同学们分组互相检查，教师巡回分别指导。

2．实习后每个同学写一份符合病例格式的实习报告，由教师批改，并在下一次实习中分析存在的问题。

实训一　心脏检查

【方法内容】

（一）视诊

1．体位　被检查者采取仰卧位或坐位，平稳呼吸。

2．方法　医师站在被检者右侧或足端，两眼与被检者胸廓同高或视线与搏动点呈切线位置。

3．内容

（1）心前区隆起：正常人心前区外形左侧与右侧相应部位基本对称，无隆起或下陷，当患有先天性心脏病、风湿性瓣膜病、心包积液时可使心前区向外隆起或外观饱满。

（2）心尖搏动：心脏收缩时，心尖冲击前胸壁肋间相应部位，引起局部搏动，即心尖搏动。正常人心尖搏动位于左侧第五肋间隙锁骨中线内侧 0.5～1cm 处，其搏动范围的直径约为 2～2.5cm，但也有少数正常人看不到心尖搏动，观察心尖搏动时，需注意其位置、强度、范围、节律及频率的改变。

在生理情况下，心尖搏动的位置、范围亦可有一定的变异。例如，卧位时心尖搏动可因膈肌而稍上移，左侧卧位时，可向右移 1～2.5cm。小儿或矮胖体形者心尖搏动可向上外方移位；瘦长体形者，心尖搏动可向下至第 6 肋间；胸壁厚或肋间隙窄者，搏动范围小且弱；胸壁薄或肋间隙宽者，搏动范围大而强。剧烈运动或精神紧张者，心尖搏动增强。在病理情况下，如心脏增大可使心尖搏动移位，左室增大向左下移位，右室增大，心尖搏动向左移位，但不向下移位。另外胸部疾病、腹部疾病均可使心尖搏动移位。

正常人心前区除心尖搏动外，一般无其他搏动，但有时在正常青年人胸骨左缘第 2 肋间，可见到收缩期搏动。

注意：心脏视诊的方法及视诊内容是助理医师资格考试的重要内容。

（二）触诊

1．体位　被检查者应取坐位、仰卧位或半卧位，身体勿倾斜，以免影响心脏正常位置。

2．方法　检查者将全手掌或手掌尺侧置于被检查者的心前区，触诊心尖搏动或其他搏动的位置，为更精确地触知搏动的范围、性质等，亦可用一、二个手指指端的掌面进行触诊。

注意：触诊时压力应适中，过大可影响振动的传导和手掌的敏感性。

3．内容

（1）心前区搏动：用触诊方法可进一步证明视诊所见的心尖搏动及其他搏动，并能确定搏动部位及范围，也可发现视诊未发现的体征。心尖搏动的凸起冲动，标志着心室收缩的开始，故可利用触诊心尖搏动来确定心音、杂音及震颤出现的时相。

（2）震颤：是用手触知的一种微细的震动感，它是血液经狭窄的瓣膜口或异常通道流经较宽部位所产生的湍流所致，又称猫喘。正常人心前区触不到震颤，若触及震颤则可肯定心脏或大血管有器质性病变，常见于先心病或风心病。

（3）心包摩擦感：正常心包膜光滑，腔内有少量液体，借以润滑心包膜的脏层与壁层，故无心包摩擦感。当心包发生炎症时，表面变得粗糙，心脏搏动时，两层粗糙的心包膜互相摩擦产生振动，传至胸壁，可于心前区触知即为心包摩擦感。一般在胸骨左缘第 4 肋间易触及。

注意：心脏正确的触诊手法，触诊内容是助理医师执业资格考试考点。

（三）叩诊

通过叩诊可确定心脏的大小、形状及在胸腔的位置。

1．体位　被检查者应取卧位或坐位，平静呼吸。

2．方法　叩诊时叩诊板指的位置与肋间平行（卧位时）或与心缘平行（即与肋间垂直，坐位时），按照先叩左界，后叩右界，从外向内，自上而下（或自下而上）的顺序进行叩诊。叩诊板指要平贴胸壁，并加一定压力，但不能过大。叩诊力应均匀一致，并尽可能轻叩，如胸壁厚者应适当加重叩诊力。

3．内容

（1）心脏相对浊音界：相当于心脏在前胸壁的投影，反映心脏的实际大小和形状。叩诊心脏右界时，自肝浊音界的上一肋间开始，依次按肋间往上叩，直至第 2 肋间为止；叩诊心脏左界时，可从心尖搏动的肋间开始，由心尖搏动外 2～3cm 处从外向内进行叩诊，待该肋间的心界确定后，再依次上移逐肋间叩诊，直至第 2 肋间为止。

（2）心脏绝对浊音界：心脏及大血管为不含气器官，未被肺遮盖部分叩诊呈绝对浊音（实音），此浊音界为心脏绝对浊音界。

（3）心浊音界增大的意义，常见于以下几个方面。

1）左心室增大：心左界向左下扩大，常见于主动脉瓣关闭不全、高血压性心脏病。

2）右心室增大：轻度增大，心绝对浊音界增大；显著增大时，相对浊音界向两侧扩大，常见于肺心病、风湿性心脏病、二尖瓣狭窄。此外，其他因素也可使心浊音界增大。

注意：心脏间接叩诊法、叩诊手法、叩诊顺序、正确扣出心脏相对浊音界为助理医师执业资格考试考点。

（四）听诊

1．心脏听诊的目的　在于通过听取心脏正常或病理的音响，对心脏的状态或疾病做出判断或诊断。某些心脏疾病，如二尖瓣狭窄，经听诊即可确立诊断。

2．心脏听诊的方法

（1）环境应安静。

（2）听诊器体件与胸壁间不能隔有衣物。

（3）医生注意力要高度集中，听诊过程应认真仔细，规范而有序。

（4）被检者的体位：一般采取仰卧位或坐位，具体采取的体位取决于所查的体征和患者的病情。为了更好地听清心音或杂音，有时则需让被检者改变体位，做深吸气或深呼气，或做适当运动。

（5）选择合适的听诊器及其体件。

3．心脏听诊的部位　心脏瓣膜听诊区，注意各瓣膜的听诊区与其在胸壁上的投影位置不完全一致。各心脏瓣膜听诊区如下。

（1）二尖瓣听诊区：位于心尖部，即左侧第 5 肋间锁骨中线稍内侧。心脏增大，心尖发生移位时，选择心尖搏动最强点作为二尖瓣听诊区。

（2）主动脉瓣听诊区：有两个听诊区，主动脉瓣第一听诊区即胸骨右缘第 2 肋间及主动脉瓣第二听诊区即胸骨左缘第 3、4 肋间。

（3）肺动脉瓣听诊区：在胸骨左缘第 2 肋间。

（4）三尖瓣听诊区：在胸骨体下端靠近其右缘或左缘处。

除上述听诊区外，根据不同的心脏病变，还应听诊其他部位，如腋下、颈部、背部等。

4．听诊顺序　通常从心尖部按逆时针方向，即二尖瓣听诊区、肺动脉瓣听诊区、主动脉瓣第一听诊区、主动脉瓣第二听诊区、三尖瓣区的顺序听诊。亦可按瓣膜病变好发部位的次序进行，即二尖瓣听诊区、主动脉瓣听诊区、主动脉瓣第二听诊区、肺动脉瓣听诊区和三尖瓣听诊区。

5．听诊内容　包括：心率、心律、心音、额外心音、杂音、心包摩擦音等。

（1）心率：指每分钟心跳的次数，应明确如何正确计数心率，即以第一心音为准。

（2）心律：指心脏跳动的节律。

正常成人心律规整。正常青年及儿童的心律可受呼吸影响而稍不规整，表现为吸气时心率增快，呼气时心率减慢，称为窦性心律不齐，无临床意义。听诊能够确定的心律失常最常见的是期前收缩和心房颤动（简称房颤）。

期前收缩的主要听诊特点：①在规则心跳的基础上突然提前出现一次心跳，其后有一较长间歇；②提前出现的心跳的第一心音增强，第二心音减弱或难以听到；③期前收缩可以联律形式出现，每次正常心脏搏动之后出现一次期前收缩，称为二联律；每两次正常心脏搏动之后出现一次期前收缩，称为三联律。

房颤的听诊特点：①心室律绝对不规则；②第一心音强弱不等；③心率大于脉率，即脉搏短绌或短绌脉。

（3）心音

1）听诊特点

①第一心音（S_1）听诊特点

音调较低；性质较钝；历时较长（约0.1s）；与心尖搏动同时出现；心尖部听诊最清楚。

②第二心音（S_2）听诊特点

音调较高；性质较S_1清脆；历时较短（约0.08s）；在心尖搏动之后出现；心底部听诊最清楚。

正确区分S_1和S_2具有重要的临床意义，具体包括：a．S_1音调较低，持续时间较长，以心尖部最响；S_2音调较高，持续时间较短，以心底部最响；b．S_1与S_2的间隔较短，而S_2与下一心动周期S_1的间隔则较长；c．S_1与心尖搏动同时出现，与颈动脉搏动也几乎同时出现，S_2则出现在心尖搏动之后。

③第三心音（S_3）听诊特点

出现在心室舒张早期，S_2之后0.12～0.20s；比音低钝而短促；在心尖部及其内上方较易听到；稍事运动或抬高下肢可使其增强；S_3通常只在部分儿童和青少年可听到，在成年人一般听不到。

④第四心音（S_4）听诊特点

出现在心室舒张晚期，S_1开始前约0.1s；此音很弱，一般听不到，如能听到常为病理性，但偶可见于无器质性心脏病依据的老年人。

2）心音改变及其临床意义

①心音强度改变

心音强度的改变的影响因素，受心脏本身或心外因素的影响，心音可增强或减弱。

a．S_1改变

取决于心室收缩开始时房室瓣的位置、心室肌的收缩力、瓣膜的完整性与活动性等因素。分以下三种情形：

Ⅰ．S_1增强：二尖瓣狭窄时，S_1音调高而脆，呈拍击样，称"拍击性"第一心音，这主要是由于舒张期左心房内压力持续高于左心室，二尖瓣保持低垂位置，心室收缩时，瓣膜至其闭合位置期间可获得较快的加速度，使二尖瓣关闭振动加强所致，若瓣叶显著增厚、纤维化、钙化，瓣叶活动受限时，S_1反而减弱；完全性房室传导阻滞时，心房和心室的搏动各不相关，形成房室分离现象，当心室收缩紧随心房收缩之后发生，则S_1响亮，称为"大炮音"；发热、甲状腺功能亢进等疾病时，因心室肌收缩力增强，S_1增强。

Ⅱ．S_1减弱：二尖瓣关闭不全时，因左心室舒张期过度充盈，二尖瓣于心室收缩前位置较高，加之瓣膜闭合障碍，使S_1减弱；主动脉瓣关闭不全时，因舒张期左心室过度充盈及压力明显升高，心室收缩前二尖瓣已接近关闭位置，致S_1减弱；心肌炎、心肌病和心肌梗死时，心室肌收缩力减弱，S_1 低钝。

Ⅲ．S_1 强弱不等：见于心房颤动、室性期前收缩、Ⅲ度房室传导阻滞等心律失常时，S_1 强弱不等。

b．S_2 改变

主要取决于主动脉和肺动脉内压力、半月瓣的弹性和完整性。

S_2 有两个主要成分，即主动脉瓣成分（A_2）和肺动脉瓣成分（P_2），通常 A_2 在主动脉瓣听诊区最清晰，P_2 在肺动脉瓣听诊区最清晰

◆主动脉瓣听诊区 A_2 改变：Ⅰ．增强：由于主动脉内压力增高所致。主要见于高血压、主动脉粥样硬化。除声音增强外，A_2 常带有金属撞击音调。Ⅱ．减弱：由于主动脉内压力降低或瓣叶因病理损害丧失弹性或闭合功能所致。主要见于主动脉瓣狭窄、主动脉瓣闭不全等。

◆肺动脉瓣区 P_2 改变：Ⅰ．增强：由于肺动脉内压力增高所致。可见于二尖瓣狭窄、左心功能不全、左至右分流的先天性心脏病等。Ⅱ．减弱：主要由于肺动脉内压力降低所致。主要见于肺动脉瓣狭窄、肺动脉瓣闭不全等。

c．S_1、S_2 同时改变

主要取决于心室肌收缩力、心脏排血量、声源至胸壁的距离及声音传导介质的改变。

Ⅰ．S_1、S_2 同时增强：见于心脏活动增强时，如体力活动、贫血等。亦见于胸壁薄者。

Ⅱ．S_1、S_2 同时减弱：见于心肌炎、心肌病、心肌梗死、休克等心肌严重受损和心搏量降低时。心包积液、左侧胸腔大量积液、肺气肿、肥胖等，使声音传导受阻，听诊时 S_1、S_2 均减弱。

②心音性质改变

心肌严重受损时，第一心音失去原有的特征而与第二心音相似，如果同时伴有心率增快，舒张期与收缩期的时间几乎相等时，听到的心音极似钟摆声，称为钟摆律。又因此音性质与节律类似胎儿心音，故又称胎心律。钟摆律提示心肌严重病变，见于重症心肌炎、扩张型心肌病、心肌梗死等。

③心音分裂

是指正常情况下，心室收缩时二尖瓣与三尖瓣关闭并不完全同步，三尖瓣关闭略迟于二尖瓣；心室舒张时肺动脉瓣关闭时间略迟于主动脉瓣。由于这种非同步的时距差别很小，人耳难以分辨，故听诊时 S_1、S_2 分别呈单一心音。如果某种原因使非同步的时距增大，则听诊时出现一个心音分成两个部分的现象，称为心音分裂。

a．S_1 分裂

S_1 分裂是由于二尖瓣和三尖瓣的关闭时间明显不同步（>0.04s）所致，在三尖瓣区听诊较清楚。常见于右束支传导阻滞，由于右心室激动和收缩开始时间均晚于左心室，三尖瓣关闭时间明显延迟所致。偶见于正常儿童与青年。

b．S_2 分裂

S_2 分裂是由于主动脉瓣和肺动脉瓣关闭明显不同步（>0.035s）所致，在肺动脉瓣区听诊较明显。S_2 分裂较 S_1 分裂常见，见于以下情况：

Ⅰ．生理性分裂：多数正常人，特别是儿童和青年人，深吸气末可听到 S_2 分裂。这是由于吸气时胸腔负压增加，右心回心血量增多，右心室排血时间延长，使肺动脉瓣关闭明显迟于主动脉瓣关闭所致。

Ⅱ．持续分裂：又称通常分裂。系由于某些疾病，使右心室排血时间延长，肺动脉瓣关闭时间明显延迟，或左心室排血时间缩短，主动脉瓣关闭时间提前所致。前者常见于完全性右束支传导阻滞、二尖瓣狭窄、肺动脉瓣狭窄等。后者常见于二尖瓣关闭不全、室间隔缺损等。此种 S_2 分裂持续存在于整个呼吸周期，但深吸气时分裂更明显。

Ⅲ．固定分裂：指 S_2 分裂的程度几乎不受呼气、吸气的影响，保持相对固定，见于房间隔缺损。这是由于在呼吸周期中，右心的血流量可经心房间异常通道调节，使右心室的排血量和排血时间保持大致恒定所致。

Ⅳ．反常分裂：又称逆分裂。是指与一般的分裂顺序相反，P_2 在前，A_2 在后的 S_2 分裂。绝大多数由于主动脉瓣关闭延迟所致，见于完全性左束支传导阻滞、主动脉瓣狭窄等。此分裂于吸气时变窄或消失，呼气时增宽。

（4）额外心音

指在 S_1 和 S_2 之外，额外出现的病理性附加音。大多数额外心音为一个，与 S_1、S_2 共同构成三音律；少数额外心音为两个，与 S_1、S_2 共同构成四音律。按其出现的时期不同，可分为收缩期额外心音和舒张期额外心音。

1）收缩期额外心音

收缩期额外心音可发生于收缩早期、中期或晚期。

①收缩早期喷射音

亦称收缩早期喀喇音，是由于主、肺动脉扩张或瓣膜狭窄时，当心室射血，半月瓣达到最大开放位时活动突然终止，引起紧张性振动所致。特点：出现于 S_1 之后 $0.05\sim0.07s$，音调高而清脆，时间短促，在心底部听诊最清楚。按其发生部位可分为肺动脉喷射音和主动脉喷射音。

a．肺动脉喷射音

该音在肺动脉瓣区最响，于呼气时增强，吸气时减弱。常见于肺动脉高压、轻中度肺动脉瓣狭窄、房间隔缺损等。

b．主动脉喷射音

该音在主动脉瓣区最响，可向心尖部传导，其响度不受呼吸影响。常见于主动脉瓣狭窄、高血压病、主动脉扩张、主动脉瓣关闭不全等。

②收缩中、晚期喀喇音

喀喇音出现于 S_1 后 $0.08s$ 或略早者称收缩中期喀喇音，S 后 $0.08s$ 以上者称收缩晚期喀喇音。其性质与收缩早期喷射音类似，在心尖部听诊最清楚。该喀喇音的产生机制是由于二尖瓣后叶（多见）或前叶在收缩中、晚期凸入左心房，引起瓣膜和腱索突然紧张产生振动所致。这种现象称为二尖瓣脱垂。见于原发性二尖瓣脱垂、缺血性心脏病（乳头肌功能不全）、心肌病、某些先天性心脏病等。二尖瓣脱垂入左心房可导致瓣膜关闭不全，产生收缩晚期杂音。收缩中、晚期喀喇音合并收缩晚期杂音称二尖瓣脱垂综合征。喀喇音亦可见于少数正常人。

2）舒张期额外心音

包括奔马律、二尖瓣开放拍击音及心包叩击音。

①奔马律

由出现在 S_2 之后的病理性 S_3 或 S_4 与原有的 S_1、S_2 共同组成的韵律，犹如马奔跑时的蹄声，称为奔马律。奔马律是心肌受损的重要体征。

按其出现的时间可分为三种：

a．舒张早期奔马律

又称室性奔马律，该额外音实为病理性 S_3。其机制一般认为是在病理情况下，舒张早期血液由心房快速充盈心室，引起心室壁产生紧张性振动所致。它的出现标志心室肌收缩或舒张功能减退，心室舒张期压力增高，或舒张期房室间血流量增加。常见于心力衰竭、冠心病、心肌病、高血压性心脏病、二尖瓣关闭不全、室间隔缺损等。

舒张早期奔马律额外音听诊特点：Ⅰ．音调低钝；Ⅱ．出现在 S_2 之后，类似 S_2 的回声；Ⅲ．听诊最清晰部位：左室奔马律在心尖部，右室奔马律在胸骨下端左缘；Ⅳ．左室奔马律呼气末明显，吸气时减弱，右室奔马律吸气时明显，呼气时减弱。

b．舒张晚期奔马律

又称收缩期前奔马律，或房性奔马律。该音实为病理性 S_4。它是由于心室顺应性降低，心室舒张末压增高时心房收缩增强所致。见于高血压性心脏病、冠心病、主动脉瓣狭窄、心肌病等。心房扑动或心房颤动时，不出现舒张晚期奔马律。该音的听诊特点：Ⅰ．音调低钝；Ⅱ．出现在 S_1 之前；Ⅲ．听诊最清晰部位在心尖区稍内侧（来自右心房者在胸骨左缘 3、4 肋间）；Ⅳ．呼气末最响（来自右心房者在吸气末加强）。

c．重叠奔马律

舒张早期奔马律和舒张晚期奔马律如同时存在，可与 S_1 和 S_2 共同构成四音律。显著的心动过速或 P-R 间期延长时，舒张早期奔马律与舒张晚期奔马律的额外音可相互重叠，形成重叠奔马律。

②开瓣音

又称二尖瓣开放拍击音。它是在二尖瓣狭窄时，紧随 S_2 之后约 0.07s 出现的一个高调清脆的额外音，是心室舒张早期，在异常增高的心房内压驱动下，快速开放的二尖瓣叶活动突然终止而产生的振动所致。开瓣音在左侧第 3、4 肋间胸骨左缘至心尖之间最易听到。它表示瓣膜尚具有一定弹性，可作为二尖瓣分离术和二尖瓣扩张术适应证的参考条件。

③心包叩击音

见于缩窄性心包炎。该音出现在 S_2 之后约 0.1s，音调较高，响度变化较大，响亮时可具有拍击性质。它是由于缩窄的心包限制心室的舒张，心室在舒张早期快速充盈阶段的舒张活动受阻而被迫骤然停止，使心室壁振动而产生。此音可在整个心前区听到，但以心尖部和胸骨下段左缘处更清楚。

3）医源性额外音

①人工起搏音

一般认为是由置入心脏的人工起搏器电极引起。发生于 S_1 前，呈喀喇音样，少数出现于 S_1 后，类似收缩早期喀喇音。

②人工瓣膜音

由于置入的人工机械瓣膜在开放或关闭时，金属瓣膜与支架相撞击所致。

(5) 心脏杂音

1）概念

是指除心音和额外心音之外出现的具有不同频率、不同强度、持续时间较长的夹杂声音。它可与心音分开或相连续，甚至完全掩盖心音。

2）杂音的产生机制

杂音是由于血流因流速或方向异常产生湍流，使心壁、瓣膜或血管壁产生振动所致。具体如下：

①血流加速

正常情况下，人的血液在血管内是分层流动的，其中央部流速最快，越远离中央部越慢，边缘部最慢，称为层流。血液在一定管径、一定黏度系数下，从层流变为湍流的速度是固定的。血流速度达到或超过层流变为湍流的速度时，即产生湍流场，使心壁、瓣膜或血管壁产生振动出现杂音。正常人剧烈运动后，或发热、贫血、甲状腺功能亢进时，血流速度加快，可出现杂音或使原有杂音增强。

②瓣膜口狭窄或关闭不全

由于血流通过狭窄或关闭不全部位产生湍流而出现杂音，是杂音的最常见原因。器质性狭窄见于二尖瓣狭窄、主动脉瓣狭窄等；相对性狭窄见于心室腔或主、肺动脉根部扩大，所致的瓣膜口相对狭窄。器质性关闭不全见于风湿性二尖瓣关闭不全、主动脉瓣关闭不全等；相对性关闭不全见于左心室扩大引起的二尖瓣关闭不全、主动脉瓣瓣环扩张引起的主动脉瓣关闭不全等。

③异常通道

心腔内或相邻的大血管间存在异常通道，形成分流，产生湍流而出现杂音。见于室间隔缺损、动脉导管未闭等。

④心腔内漂浮物

乳头肌或腱索断裂，断端在心腔内摆动，干扰血流，产生湍流而引起杂音。

3）杂音听诊的要点

当听到杂音时，应根据其最响部位、出现时期、性质、传导、强度及形态以及杂音与体位、呼吸、运动的关系等来判断其临床意义。

①部位

杂音的最响部位与病变部位、血流方向和传导介质有关。一般说来，杂音在某瓣膜听诊区最响，提示病变在该区相应的瓣膜。例如，杂音在心尖部最响，提示病变在二尖瓣；在主动脉瓣区最响，提示主动脉瓣病变。

②时期

发生在第一心音与第二心音之间的杂音，称为收缩期杂音。发生在第二心音与下一心动周期的第一心音之间者，称为舒张期杂音。杂音在收缩期和舒张期连续出现者，称为连续性杂音。按杂音在收缩期或舒张期出现的早晚和持续时间的长短，又可分为早期、中期、晚期和全期杂音。例如：主动脉瓣狭窄的杂音常为收缩中期杂音；二尖瓣关闭不全的杂音可占据整个收缩期，称全收缩期杂音。

③性质

杂音的性质是指杂音的音调和音色，它取决于振动频率。不同病变产生的杂音性质亦不同，可为吹风样、隆隆样、喷射样、叹气样、机器声样、乐音样等。吹风样杂音常见于二尖瓣区和肺动脉瓣区，柔和的吹风样杂音常为功能性杂音；二尖瓣区粗糙的吹风样收缩期杂音，常提示二尖瓣关闭不全。心尖部隆隆样舒张期杂音是二尖瓣狭窄的特征。主动脉瓣区喷射样杂音，见于主动脉瓣狭窄。主动脉瓣区叹气样杂音，为主动脉瓣关闭不全的特征性杂音。机器样杂音主要见于动脉导管未闭。乐音样杂音见于感染性心内膜炎、梅毒性主动脉瓣疾病等。一般而言，器质性杂音多较粗糙，功能性杂音多较柔和。

④传导

杂音常沿血流方向传导，也经周围组织扩散。根据杂音最响部位及传导方向，可判断杂音来源及病理性质。如二尖瓣关闭不全的收缩期杂音向左腋下、左肩胛下区传导；主动脉瓣狭窄的收缩期杂音可向颈部、胸骨上窝传导。有的杂音较局限，如二尖瓣狭窄的舒张期杂音常局限于心尖部。杂音传导越远，声音越弱，但性质不变。如果在两个瓣膜区听到时期和性质相同的杂音时，为了判断杂音是来自一个瓣膜区抑或两个瓣膜区，可将听诊器从其中一个瓣膜区逐渐移向另一区来听诊。若杂音逐渐减弱，或逐渐增强，则杂音最响处的瓣膜可能有病变；若杂音先逐渐减弱，当移近另一瓣膜区时，杂音又增强，则两个瓣膜可能均有病变。

⑤强度

即杂音的响度。杂音的强度取决于：a. 狭窄程度，一般情况下，狭窄越重，杂音越强，但极度狭窄以致通过的血流极少时，杂音反而减弱或消失；b. 血流速度，速度越快，杂音越强；c. 压力阶差，病变部两侧的压力差越大，杂音越响。

根据杂音强度变化特点，一般将杂音分为以下 5 种形态：a. 一贯型，杂音强度始终保持基本一致，如二尖瓣关闭不全的收缩期杂音；b. 递减型，杂音开始较强，以后逐渐减弱，如主动脉瓣关闭不全的舒张期叹气样杂音；c. 递增型，杂音开始较弱，以后逐渐增强，如二尖瓣狭窄的舒张期隆隆样杂音；d. 递增递减型，又称菱形杂音，即杂音开始较弱，逐渐增强后又逐渐减弱，如主动脉瓣狭窄的收缩期喷射样杂音；e. 连续型，杂音起始于 S_1，逐渐增强，至 S_2 时达最高峰，然后逐渐减弱，持续至下一心动周期的 S_1，形成一个跨越收缩期和舒张期的大菱形杂音，如动脉导管未闭时的杂音。

收缩期杂音的强度通常分为 6 级：

1 级　杂音很弱，须在安静环境下仔细听诊才能听到。

2 级　较易听到的弱杂音。

3 级　杂音不太响亮，呈中等强度。

4 级　杂音响亮，通常伴有震颤。

5 级　杂音很响亮，听诊器体件边缘接触胸壁即可听到，有明显震颤。

6 级　杂音极响亮，听诊器体件距胸壁一定距离亦能听到，有强震颤。

杂音强度的记录方法：杂音的级别为分子，6 级分类法为分母。例如，强度为 2 级的收缩期杂音，记录为 2/6 级收缩期杂音。舒张期杂音是否分级，目前尚未统一。若分级，其标准与上述 6 级分级法相同。一般认为，2/6 级以下杂音多为功能性，常无病理意义，3/6 级和 3/6 级以上者多为器质性，具有病理意义。

⑥体位、呼吸和运动对杂音的影响

体位、呼吸和运动可使某些杂音增强或减弱，有助于杂音的判定和鉴别。

4）功能性杂音和器质性杂音

功能性杂音是指心脏没有器质性病变时出现的杂音，属于生理性杂音。器质性杂音是指产生杂音的部位有器质性损害出现的杂音，为病理性杂音。由于功能性杂音一般为收缩期杂音，故收缩期功能性与器质性杂音的鉴别具有重要临床意义。

5）各瓣膜区杂音的特点及临床意义

①收缩期杂音

a. 二尖瓣区

Ⅰ. 功能性：可见于发热、中度贫血、甲状腺功能亢进等，亦可见于部分健康人。杂音呈吹风样，柔和，一般在2/6级以下，较局限，原因去除后，杂音消失。

Ⅱ．相对性：由于左心室扩张引起二尖瓣相对关闭不全所致。见于扩张型心肌病、高血压性心脏病等。杂音呈吹风样，较柔和，一般不超过3/6级，传导距离有限，经治疗心腔缩小后，杂音可减弱。

Ⅲ．器质性：主要见于风湿性二尖瓣关闭不全、二尖瓣脱垂等。杂音呈吹风样，粗糙，多在3/6级以上，占据整个收缩期，可遮盖第一心音，常向左腋下传导，呼气时增强，左侧卧位时更明显，经治疗心力衰竭纠正后，杂音可增强。

b．主动脉瓣区

Ⅰ．相对性：由于主动脉扩张引起主动脉瓣相对狭窄所致，主要见于主动脉硬化、高血压病等。杂音呈喷射样，但较柔和，一般无震颤，常伴 A_2 亢进。

Ⅱ．器质性：多见，主要见于主动脉瓣狭窄。杂音呈喷射样，为收缩中期递增—递减型，粗糙，常伴有震颤，沿血流方向向颈部传导，伴 A_2 减弱。

c．肺动脉瓣区

Ⅰ．功能性：多见，尤以健康儿童或青少年常见。杂音出现于收缩中期，呈喷射样，柔和，常在2/6级以下，较局限，卧位时明显，坐位或立位时减轻或消失。

Ⅱ．相对性：由于肺动脉高压，肺动脉扩张所致，见于二尖瓣狭窄、房间隔缺损等。杂音特点介于功能性与器质性杂音之间。

Ⅲ．器质性：见于肺动脉瓣狭窄。杂音呈喷射样，为递增-递减型，粗糙，一般在3/6级以上，向左上胸及左颈部传导，常伴有震颤，P_2 减弱。

d．三尖瓣区

Ⅰ．相对性：多数是由于右心室扩大引起相对性三尖瓣关闭不全所致。杂音特点与相对性二尖瓣关闭不全相似，但杂音吸气时增强，呼气时减弱。

Ⅱ．器质性：极少见。杂音特点与器质性二尖瓣关闭不全相似。

e．其他部位：室间隔缺损时，可在胸骨左缘第3、4肋间隙处听到响亮而粗糙的全收缩期杂音，常伴有震颤。

②舒张期杂音

a．二尖瓣区

Ⅰ．器质性：主要见于风湿性二尖瓣狭窄。杂音在心尖部最响，出现于舒张中、晚期，呈隆隆样，先递减后递增，较局限，不向远处传导，常伴有 S_1 增强、开瓣音和震颤。

Ⅱ．相对性：主要见于主动脉瓣关闭不全引起的相对性二尖瓣狭窄，其发生是由于主动脉反流的血液直接冲击二尖瓣前叶以及反流导致左心室舒张期压力增高，使二尖瓣开放受限所致，称为 Austin Flint 杂音，其出现的时期及性质与器质性二尖瓣狭窄相似，但不伴有 S_1 增强、开瓣音及震颤。

b．主动脉瓣区

主要见于风湿性主动脉瓣关闭不全。杂音出现于舒张早期，呈递减型，为叹息样，在主动脉瓣第二听诊区最清楚，沿胸骨左缘向下传导，可达心尖部，坐位前倾，呼气末更易听到。

c．肺动脉瓣区

多由于肺动脉扩张引起的瓣膜相对关闭不全所致。常见于二尖瓣狭窄、肺源性心脏病等。杂音为舒张期递减型、叹息样，在肺动脉瓣区最响，平卧及吸气时增强，常伴 P_2 亢强。

这种相对性肺动脉瓣关闭不全所致的舒张期杂音称为 Graham-Steell 杂音。

d. 三尖瓣区

三尖瓣狭窄时，在胸骨下段左缘处可出现舒张期隆隆样杂音，吸气时增强，但临床上极少见。

③连续性杂音

动脉导管未闭时，由于主动脉内压力在收缩期和舒张期均高于肺动脉压，使血流持续地从主动脉经未闭的动脉导管分流入肺动脉而产生连续性杂音。杂音贯穿于整个心动周期，收缩期逐渐增强，进入舒张期后逐渐减弱，形成高峰第二心音处的大菱形杂音，第二心音常被掩盖。杂音响亮而粗糙，类似机器转动时的噪音，故又称机器样杂音。杂音最响部位在胸骨左缘第 2 肋间，常伴有震颤。

(6) 心包摩擦音

心包摩擦音是指壁层和脏层心包由于炎症而变得粗糙时，两层心包随心脏搏动互相摩擦而产生的声音。心包摩擦音性质粗糙，类似用手指搔抓贴靠于耳部的手背所发出的声响；此音与心脏活动一致，收缩期与舒张期均可听到，以收缩期明显；摩擦音以胸骨左缘第 3、4 肋间最响，坐位前倾或以听诊器体件向胸壁加压时更明显。心包摩擦音与胸膜摩擦音的主要区别是屏住呼吸时胸膜摩擦音消失，而心包摩擦音仍然存在。心包摩擦音常见于心包炎（结核性、非特异性、风湿性），亦可见于心肌梗死、尿毒症、系统性红斑狼疮等。

注意：心脏听诊顺序及听诊内容为国家执业助理医师资格考试考点。

实训二　血管检查

全身血管包括动脉、静脉和毛细血管。

一、视诊

(一) 颈静脉

见第二篇项目六颈部血管检查。

(二) 腹 - 颈静脉反流征

又称肝 - 颈静脉反流征。用手按压被检者腹部，颈静脉充盈更明显，称为腹 - 颈静脉反流征阳性，是右心功能不全的重要征象之一，亦可见于缩窄性心包炎和心包积液。检查时应嘱被检者平静呼吸，避免屏气，持续按压中腹部 30～60s。正常人在按压开始时可出现短暂的一过性颈静脉轻度充盈，而在右心排血障碍伴体静脉淤血时，颈静脉充盈为持续性。

(三) 毛细血管搏动征

用手指轻压被检者指甲甲床末端，或以玻片轻压其口唇黏膜，如见到红、白交替的节律性微血管搏动现象，称为毛细血管搏动征阳性。见于脉压增大的疾病，如主动脉瓣关闭不全、甲状腺功能亢进、严重贫血等。

二、触诊

血管的触诊主要是动脉脉搏的触诊。动脉血管随心脏收缩和舒张活动而相应出现的扩张和回缩的搏动，称为动脉脉搏，简称脉搏。检查脉搏时，应选择浅表的桡动脉，必要时，亦可选用颞动脉、颈动脉、肱动脉、股动脉、足背动脉等。检查时，除仔细感觉脉搏搏动情况外，还应注意两侧对称部位脉搏和上、下肢脉搏的比较。正常人两侧差异很小；某些疾病时，可出现明显差异。例如，头臂型多发性大动脉炎，两侧桡动脉脉搏强弱不等，或一侧无脉搏。有些疾病如胸腹主动脉型多发性大动脉炎，下肢脉搏可较上肢明显减弱或触不到。

检查脉搏应注意脉搏的速率、节律、紧张度、强弱、波形及动脉壁的情况。

（一）脉率

即每分钟脉搏的次数。脉率可因年龄、性别、体力活动和精神情绪状态不同而有一定范围的变动。病理情况下，脉率可增快或减慢。例如，发热、贫血、甲状腺功能亢进、心功能不全等，脉率增快；颅内压增高、阻塞性黄疸、病态窦房结综合征、Ⅱ度以上房室传导阻滞、甲状腺功能减退等，脉率减慢。正常人脉率与心率相等，但房颤、期前收缩患者，可由于部分心搏的搏出量过少，使周围动脉不能产生搏动，则脉率少于心率。

（二）脉律

脉搏的节律是心搏节律的反映。正常人脉律较规整，儿童、青少年和部分成年人由于有窦性心律不齐，即吸气时脉率增快，呼气时减慢。心律失常时，如过早搏动或房室传导阻滞，脉律不整，可出现二联脉、三联脉或脉搏脱漏；心房颤动时，脉搏完全无规律。

（三）紧张度

脉搏的紧张度取决于动脉压（主要是收缩压）的高度。检查时，以近端手指按压动脉，逐渐施压至远端手指触不到脉搏，此时，近端手指完全阻断动脉搏动所施的压力，即为脉搏的紧张度。

（四）强弱

脉搏的强弱取决于心脏每搏输出量、脉压和周围血管阻力大小。每搏输出量增加、脉压增大、周围动脉阻力减低时，脉搏强而振幅大，见于高热、甲状腺功能亢进、主动脉瓣关闭不全等。反之，脉搏弱而振幅低，见于心功能不全、主动脉瓣狭窄、休克等。

（五）波形

脉搏搏动的情况可用脉波仪描记出具有一定形态的曲线，这一曲线称脉搏的波形。

1. **正常脉搏波形** 脉搏波由升支、波峰和降支构成。升支陡直，其上升速度取决于左心室射血和动脉内压力上升速率，波峰圆钝，降支平缓，其下降速度取决于动脉内压力下降速率。在降支的早期有一切迹，继之以小的波峰，其发生与主动脉瓣关闭有关。

2. **水冲脉** 脉搏骤起骤落，有如水浪冲过，故称水冲脉或陷落脉。这是由于脉压增大所致，主要见于主动脉瓣关闭不全，亦可见于甲状腺功能亢进、严重贫血等。检查时，将被检者手臂抬高过头并紧握其手腕掌面，则更明显。

3. **交替脉** 交替脉指节律正常而强弱交替出现的脉搏。一般认为系左心室收缩力强弱交替所致。交替脉是左心室衰竭的重要体征，常见于高血压性心脏病、冠状动脉粥样硬化性心脏病等。

4. **重搏脉** 正常脉搏波的降支有一小的重复上升波，波帽低，不能触及。在某些病理情况下，此波增大并可触及，有如脉搏重复，故名重搏脉。见于伤寒、发热等，血压偏低伴外周动脉阻力降低时。

5. **奇脉** 正常人平静呼吸时，脉搏的强弱多无改变，或仅有轻度改变。平静吸气时，脉搏明显减弱甚至消失的现象称为奇脉，常见于心包积液和缩窄性心包炎，是心包填塞的重要体征之一。不明显的奇脉可通过测量血压的方法发现，即收缩压在吸气时较呼气时降低10mmHg以上。

（六）动脉壁的情况

一般检查桡动脉、颞动脉等浅表动脉。正常人动脉管壁光滑、柔软，并具有一定弹性。正常动脉用手指压迫使其血流阻断时，其远端的动脉管不能触及，如仍能触及，则提示动脉硬化。动脉硬化明显时，动脉壁变硬，弹性丧失，呈迂曲的索条状，可有结节。

三、听诊

（一）动脉听诊

正常情况下，在锁骨上窝靠近颈总动脉和锁骨下动脉处，可听到相当于第一心音和第二心音的血管搏动音。在部分儿童和青少年中，于上述部位还可听到较为柔和的收缩早期杂音。病理情况下，则产生异常血管搏动音，或在病变部位出现血管杂音。

1. 枪击音与Duroziez双重杂音　将听诊器体件放在浅表大动脉（一般采用股动脉或肱动脉）处听到"Ta-Ta"音，称为枪击音，是脉压增大时血流冲击血管壁所致。如将听诊器体件稍加压力，则可听到收缩期与舒张期非连续性双重杂音，称为Duroziez双重杂音，这是由于脉压增大，血流往返于听诊器加压造成的动脉狭窄处所引起的。枪击音与Duroziez双重杂音主要见于主动脉瓣关闭不全，亦可见于严重贫血、甲状腺功能亢进等，与水冲脉、毛细血管搏动征一起，统称周围血管征。

2. 动脉杂音　甲状腺功能亢进时，在肿大的甲状腺上可听到血管杂音；多发性大动脉炎时，根据部位不同，可在两侧锁骨上、颈后三角区或背部听到收缩期杂音；肾动脉狭窄时，可在上腹部及腰背部听到收缩期杂音；周围动静脉瘘时，可在病变部位听到连续性杂音。

（二）静脉听诊

参见颈部和腹部检查。

四、血压的测量

目前广泛采用的血压测量方法为袖带加压法，即间接测量法，此法采用血压计测量。血压计有汞柱式、弹簧式和电子血压计，其中汞柱式血压计较准确、可靠，最为常用。

（一）方法

被检者在安静环境休息5～10min，采取仰卧位或坐位，全身放松，被测的上肢裸露，自然伸直并外展，上臂与心脏在同一水平。将袖带的气囊部分对准肱动脉，紧贴皮肤缚于上臂，袖带下缘应在肘弯横纹上方2～3cm处。将听诊器体件置于肘窝处肱动脉上。然后，向袖带的气囊内充气，同时注视血压计的汞柱高度，待肱动脉搏动消失，继续充气使汞柱升高20～30mmHg，随后以恒定速度缓慢放气，持续地注视汞柱的下降。按Korotkoff分期法，听到的第一次声响（第Ⅰ期）时的汞柱数值为收缩压，随着汞柱下降，声音逐渐增强（第Ⅱ期），继而出现吹风样杂音（第Ⅲ期），然后声音突然变小而低沉（第Ⅳ期），最终声音消失（第Ⅴ期）。声音消失时汞柱数值为舒张压。收缩压与舒张压之差为脉压。

有些疾病需要测量下肢血压。测量时，被检者取俯卧位，袖带的气囊部置于大腿后部，其下缘位于腘窝上方3~4cm，听诊器体件置于腘窝处动脉上，判定收缩压、舒张压方法同上。正常人血管内测得的上、下肢血压无明显差异。

（二）血压的记录方法

血压的计量单位为mmHg（毫米汞柱），血压记录以"收缩压/舒张压mmHg表示，如140/90mmHg。

（三）注意事项

1．测压条件　①测压前，被检者停止吸烟或饮用咖啡；②核对血压计，使汞柱顶端位于零点；③测压时血压计不能倾斜，汞柱保持垂直；④袖带与被测肢体间不应隔有衣物，袖带上方衣服不能过紧；⑤听诊器体件不可塞在袖带下面。

2．正确使用袖带　袖带的宽度会影响血压的测量结果。袖带的宽度以其为所测肢体周径的40%为宜，袖带过宽测出的血压偏低，过窄则血压偏高。临床使用的标准普通成人袖带宽度为12cm，儿童为9cm（肥胖、过瘦、幼儿另有规定）。

3．正确操作　测量血压时，向袖带内充气的速度要快，使汞柱迅速达到预计高度，放气的速度应缓而恒定，使汞柱以2~3cm/s速度下降。如需重测血压，应将袖带内气放尽并等待30s以上再重新测量。

4．听诊间歇　有时，在Korotkoff音间有一可持续10~50mmHg的无音阶段，即听诊间歇。听诊间歇可导致血压测量的错误，如果将间歇的起始误为舒张压，则明显高估舒张压；如果将间歇期后的动脉音误为收缩压，则明显低估收缩压。为避免此类错误，应结合动脉触诊确定收缩压；在确定舒张压时，如果发现舒张压异常高或与收缩压差距过小，则应在血管音消失后，继续向下测量一段量程。

注意：血压正确的测量方法。外周血管检查中的测试脉率、脉律方法正确；测毛细血管搏动征及水冲脉方法正确，是国家执业助理医师资格考试考点。

【注意事项】

1．检查时要注意取得受检者的配合，比如深呼吸、屏气、身体体位，以便于检查。

2．心脏听诊时，对于初学者而言，应注意按照顺序依次听诊，以免遗漏某个听诊区。

3．血压测量时，应先检查水银柱是否在"0"点，肘部置于心脏同一水平。气袖均匀紧贴皮肤缠于上臂，其下缘在肘窝以上2~3cm，肱动脉表面。胸件置于肱动脉搏动处，不能塞在气袖下。

（张慧英　张清德）

项目八　腹部检查

【目的要求】
1. 掌握腹部检查的内容和方法，判断正常生理表现与病态征象；掌握各种病理变化的意义，以便正确地做出诊断。
2. 熟悉腹部常见疾病的主要症状和体征。
3. 了解腹部的体表标志、分区与腹腔内脏的对应关系。

【设备用品】
模拟人、听诊器等

【方法内容】
（一）实验方法
1. **教师示教**　系统、规范示教腹部检查视、触、叩、听诊等操作方法，再次讲解正常腹部状态与病理变化所代表的临床意义。示教强化训练执业助理医师资格考试所涉及的内容。
2. **学生练习**　在教师指导下，通过模拟人或学生之间互相检查，掌握腹部检查各种方法，熟知正常腹部状态与生理变异，了解异常征象的病理生理基础及其临床意义。

（二）实验内容
1. **腹部体表标志（图2-8-1）与分区**　常用的体表标志有：胸骨剑突、肋骨下缘、耻骨联合、髂前上棘、脐、腹中线、腹直肌外缘、腹股沟韧带、髂嵴、腹直肌（骶棘肌）外缘、腰椎棘突、第12肋骨及肋脊角等。

腹部分区：借助于腹部自然标志及人为画线可将腹部分为若干个区域，目前常用的有四区法（图2-8-2）和九区法（图2-8-3），七区法（图2-8-4）不常用。

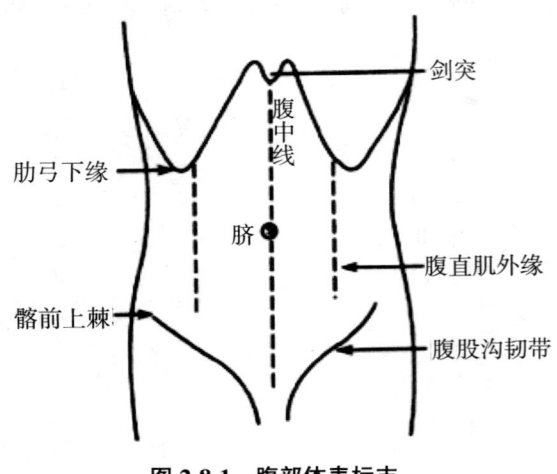 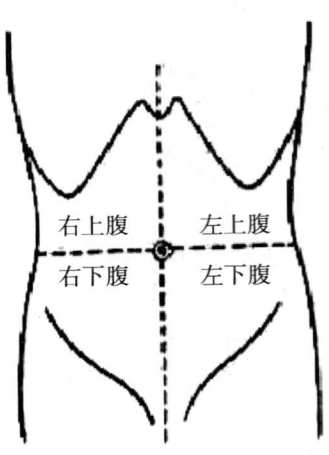

图 2-8-1　腹部体表标志　　　　　图 2-8-2　腹部四分区法

（1）四区法：通过脐划一水平线与垂直线，将腹部划分为左上腹、左下腹、右上腹、右下腹四个区。

1）左上腹部：胃、小肠、肝左叶、胰体、胰尾、左肾上腺、左肾、结肠脾曲、部分横结肠、腹主动脉。

2）左下腹部：乙状结肠、部分降结肠、小肠、充盈的膀胱、增大的子宫、女性的左侧卵巢和输卵管、男性的左侧精索、左输尿管。

3）右上腹部：肝、胆囊、幽门、十二指肠、小肠、胰头、右肾上腺、右肾、结肠肝曲、部分横结肠、腹主动脉。

4）右下腹部：盲肠、阑尾、部分升结肠、部分小肠、充盈的膀胱、增大的子宫、女性的右侧输卵管、男性的右侧精索、右输尿管。

（2）九区法：两条水平线与垂直线将腹部划分为九个区：左（右）上腹部、左（右）下腹部、左（右）侧腹部、上（中、下）腹部。

两条水平线分别为连接两侧肋弓下缘的肋弓线和连接两侧髂前上棘的髂棘线，两条垂直线分别是在两侧髂前上棘至腹正中线的水平线中点所做的垂直线。

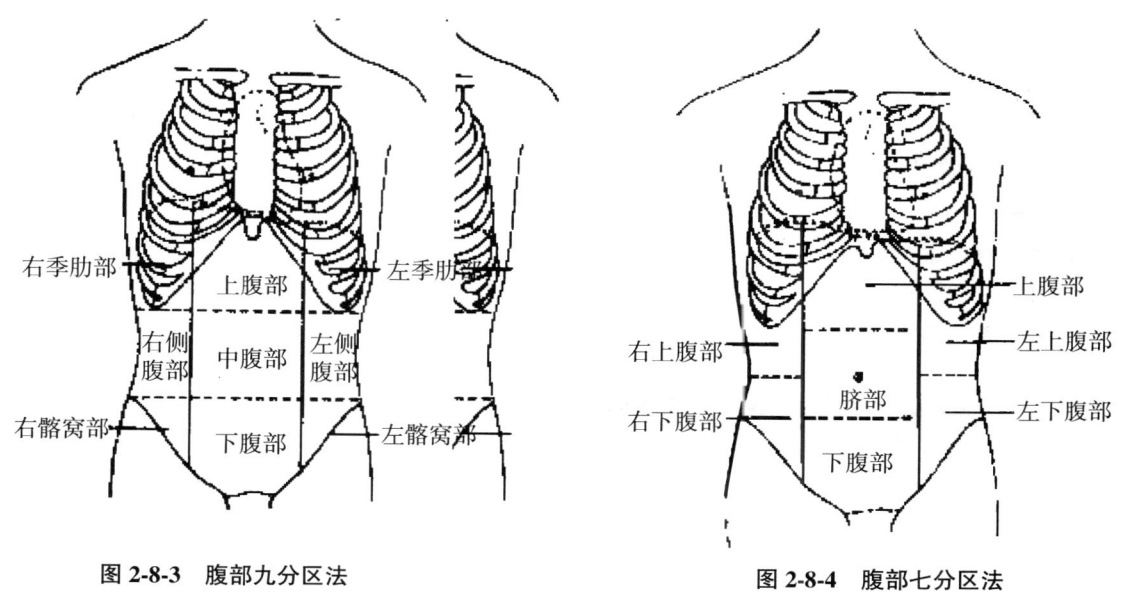

图 2-8-3 腹部九分区法　　　　　　　　图 2-8-4 腹部七分区法

各区的脏器分布如下：

左上腹部（左季肋部）：脾、胃、结肠左曲、胰尾、左肾、左肾上腺。

左侧腹部（左腰部）：降结肠、空肠或回肠、左肾。

左下腹部（左髂部）：乙状结肠、女性左侧卵巢及输尿管、男性左侧精索及淋巴结。

右上腹部（右季肋部）：肝右叶、胆囊、结肠右曲、右肾、右肾上腺。

右侧腹部（右腰部）：升结肠、空肠、右肾。

右下腹部（右髂部）：盲肠、阑尾、回肠下端、淋巴结、女性右侧卵巢及输卵管，男性右侧精索。

上腹部：胃、十二指肠、肝左叶、胰头和胰体、横结肠、腹主动脉、大网膜。

中腹部（脐部）：十二指肠下部、空肠、回肠、下垂胃、横结肠、输尿管、腹主动脉、肠系膜及其淋巴结、大网膜。

下腹部：回肠、乙状结肠、输尿管、胀大的膀胱、增大的子宫。

(3) 七区法：以往还有七区分法，现已不常用。

2．腹部视诊

(1) 体位：让被检查者排空膀胱，低枕仰卧，充分暴露全腹，医生站在被检者右侧，在充足的光线下，按自上而下的顺序进行。

(2) 检查内容

1) 腹部外形：一般描述为平坦、凹陷或膨隆。仰卧位，从侧面观察，腹部平坦系指前腹壁与肋缘至耻骨大致位于同一水平面；腹部膨隆系指前腹壁明显高出肋缘至耻骨的水平面，分局部膨隆和全腹膨隆；腹部凹陷系指前腹壁明显低于肋缘至耻骨的水平面。普遍凹陷，全腹凹陷呈舟状，称为舟状腹。见于极度消瘦或严重脱水者。

怀疑有腹水或肿块时，要测量腹围，测量方法为：空腹排尿排便后用软尺绕脐一周的厘米数。

2) 腹壁皮肤　检查腹壁皮肤时应注意有无发红、苍白、黄染、脱水或水肿外，尚应检查下列内容：色素、腹纹、皮疹、瘢痕、疝、弹性等。

3) 呼吸运动　正常成人男性与儿童，以腹式呼吸为主，女性以胸式呼吸为主，病理状态下可见腹式呼吸减弱或消失。

4) 腹壁静脉　正常人腹壁静脉一般看不清楚，腹壁静脉显露或曲张，是门静脉循环障碍或上、下腔静脉回流时受阻的征象。

检查方法：医生将右手示指和中指并拢压在一段没有分支的曲张静脉上，然后将一只手指沿着静脉紧压向外移动3～5cm，挤空静脉中的血液，放松这手指，另一手指仍紧压静脉。如果这一段挤空的静脉迅速充盈，则血液是从放松的手指一端流向紧压的手指一端，反之亦然（图2-8-5）。

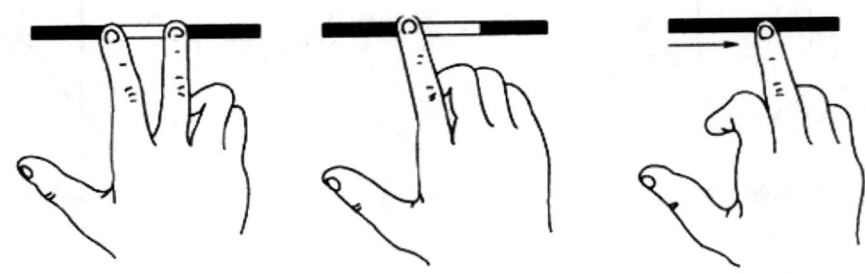

图2-8-5　静脉血流方向检查方法

5) 脐部：正常人脐与腹壁相平或稍凹陷。

6) 胃肠型及蠕动波：正常人腹部一般看不到胃和肠的轮廓及蠕动波形。胃肠道发生梗阻时，梗阻近端的胃或肠段饱满而隆起，可显出各自的轮廓，称胃型或肠型，同时伴有该部位的蠕动增强，看到蠕动波；胃蠕动波自左向右称为正蠕动波，自右向左称为逆蠕动波，小肠阻塞所致的蠕动波多位于脐部，结肠远端梗阻的肠蠕动波多位于腹部周边，若发生胃、肠的麻痹，则蠕动波消失。

7) 上腹部搏动：大多由腹主动脉搏动传导而来，可见于消瘦者，腹主动脉瘤和右心室肥大可出现上腹部明显搏动。

3．腹部触诊

（1）体位 被检者通常取仰卧位，头垫低枕，两下肢屈曲并稍分开，两上肢平放于躯干两侧，做缓慢、较深的腹式呼吸，使腹肌松弛。检查肝、脾时，还可分别取左、右侧卧位；检查肾时，可取坐位或立位；检查腹部肿块时，可取肘膝位。医生位于右侧，面对被检者，手掌应与其腹部表面在同一水平。

（2）触诊内容

1）腹壁紧张度：正常人腹壁有一定张力，但触之柔软。腹壁紧张度增加，见于腹水、胀气等；弥漫性腹肌紧张常见于胃肠道穿孔所引起的急性弥漫性腹膜炎。此时，腹壁强直，可硬如木板，成为板状腹。若全腹紧张度增加，触之如揉面团，称为揉面感或柔韧感，见于结核性或癌性腹膜炎。腹壁紧张度减低或消失，见于慢性消耗性疾病或刚放出大量腹水者、经产妇。

2）压痛和反跳痛：正常腹部在浅部触诊时一般不引起疼痛，重压时也仅有一种压迫感，如按压逐渐加深即发生疼痛，称为压痛。压痛部位常为病变所在。常用的压痛点有：

①胆囊点：位于右侧腹直肌外缘与肋弓交界处。

②阑尾点：位于右髂前上棘至脐部连线的外 1/3 与内 1/3 交界处，又称 McBurney 点，阑尾炎时常有压痛。

反跳痛系指医生用手指按压被检者腹部出现压痛后，稍停片刻，然后突然松开时感觉锐痛，并伴有痛苦表情者。其出现提示炎症已累及腹膜壁层。

3）肝触诊

①单手触诊法：医生右手平放于被检者右侧腹壁上，估计在肝下缘下方，腕关节自然伸直，手指并拢，示指与中指的指端指向肋缘，或示指的桡侧缘对着肋缘，嘱被检者缓慢自然地呼吸，呼气时腹壁松弛，触诊手指主动下按；吸气时腹壁膨隆，触诊手指被动上抬，但仍紧贴腹壁，如有肝下缘下降，手指多可触及。

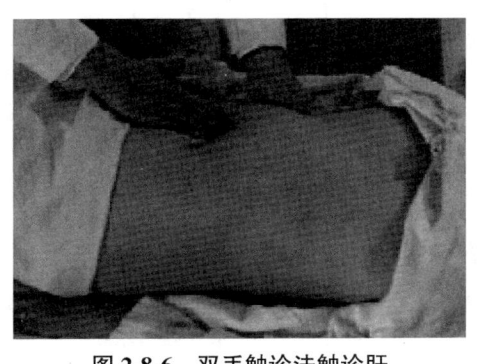

图 2-8-6 双手触诊法触诊肝

②双手触诊法：医生右手位置同单手触诊法，左手自被检者右腰部后方向上托起肝，大拇指固定在右肋缘。触诊时左手向上推，使右手指更易触及吸气时下移的肝下缘（图 2-8-6）。

③冲击触诊法：用于腹腔内大量液体时，又称浮沉触诊法。以三四个并拢的手指的指端与腹壁取 70°～90°角，于腹壁相应部位进行快而有力地冲击。可使腹水从脏器表面暂时移去，脏器浮起，使指端易于触及。

正常人的肝下缘通常在右肋缘下不能触及，仅少数正常人可被触及，约在右肋缘下 1cm 以内，剑突下则多在 3cm 以内。触及肝时，应详细描述其大小、边缘及表面状态、质地、有无压痛等。

病理性肝大常见于肝炎、肝淤血、血吸虫病、肝硬化早期、白血病等引起的弥漫性肝大，亦可见于肝肿瘤、肝囊肿、肝脓肿等所致的局限性肝大。

4）胆囊触诊

胆囊触诊（图 2-8-7）要领与肝触诊相同，医生以左手掌放在被检者的右肋缘，将拇指放在腹直肌外缘与肋弓交界处（胆囊点），拇指用力压迫腹壁后，嘱其深呼吸，吸气时胆囊下移碰到用力按压的拇指，被检者因疼痛而突然屏气，即胆囊触痛征，又称 Murphy 征阳性，见于急性胆囊炎；胰头癌压迫胆总管所产生的黄疸患者，胆囊常显著增大，但无压痛，称 Courvisier 征。

5) 脾触诊

①触诊方法（图 2-8-8）：脾明显增大、位置较表浅时，用浅部触诊法。如位置较深，用双手触诊法。被检者取仰卧位，双腿屈曲，使腹壁松弛，医生站在被检者右侧，左手置于被检者左季肋部第 9～11 肋处的侧后方，将脾从后向前托起，右手平

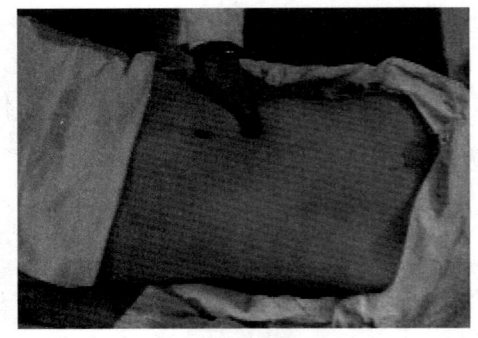

图 2-8-7　胆囊触诊

放腹部与左肋弓垂直，从髂前上棘连线水平开始随病人腹式深呼吸从上而下进行触诊，轻度增大取右侧位（图 2-8-8）。

②测量方法（图 2-8-9）：临床上，将增大的脾分为三度。轻度，脾在肋缘下不超过 2cm；中度，自 2cm 至脐水平线；重度，超过脐水平线（巨脾）。当触及巨脾时，临床上常以三条线记录其大小（以 cm 表示）。

"1"线（甲乙线）：在左锁骨中线与左肋弓交叉点至脾下缘的距离。

"2"线（甲丙线）：测量此交叉点与最远脾尖端之间的距离。

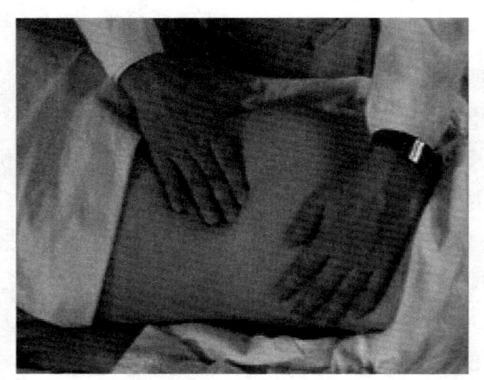

图 2-8-8　脾触诊

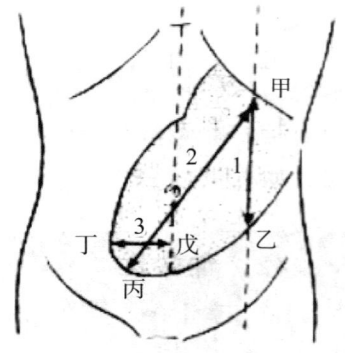

图 2-8-9　脾大测量方法

"3"线（丁戊线）：当增大超过正中线，测量脾右缘至正中线的最大距离，以"+"表示；当未超过正中线，测量脾右缘至正中线的最短距离，以"-"表示。

脾增大见于：伤寒、败血症、钩端螺旋体病、感染性心内膜炎、肝静脉血栓形成、白血病、淋巴瘤、肝硬化、疟疾、脾梗死等。

6) 胰腺触诊：正常胰腺质软，位置较深不易触及。深部触诊增大见于：胰腺炎、胰头癌、胰腺假性囊肿等。

7) 肾触诊：一般用双手触诊法。如触诊右肾时，嘱患者取仰卧位，医生用左手掌托住右后腰部，右手掌平放在同侧季肋部，将微弯的手指末端置于肋弓下，随着腹式呼吸，将右手逐渐压向深处，在呼气末，右手即向下深压，直抵后腹壁，并试与同时将后腰推向前的左手接近，两手相互配合，易于触及肾。如未触及，应让被检者深呼吸，使肾下降，有时能触及肾下极。仰卧位未触及时，可变换体位（侧卧位、立位、坐位），再行触诊。

肾增大的临床意义：见于肾盂积水、脓肾、多囊肾、肾肿瘤等。

当肾和输尿管疾病特别是急性炎症时，可在患者的一些部位出现压痛点（图2-8-10）。

季肋点：在第12肋前端。

上输尿管点：脐水平线与腹直肌外缘交点。

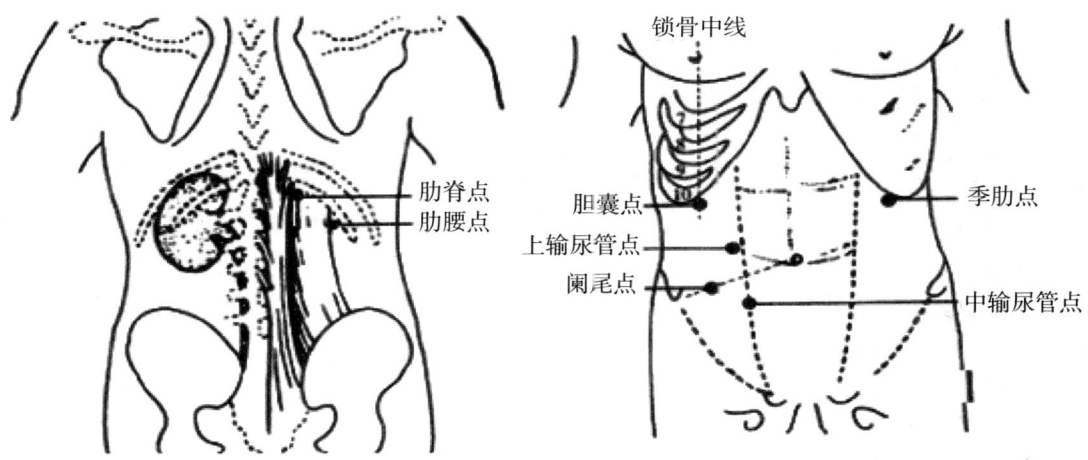

图 2-8-10　肾触诊压痛点

中输尿管点：两髂前上棘连线与腹直肌外缘交点。

肋脊点：脊柱与第12肋下缘成角的交点。

肋腰点：第12肋下缘和竖脊肌外缘成角的交点。

8）膀胱触诊：多采用单手滑行触诊法。被检查者仰卧，双下肢屈曲，检查者以右手自脐部开始向耻骨联合方向触摸。空虚的膀胱位于盆腔内，不易触及。当膀胱充盈时，触诊下腹正中部，可触及呈球形或横置的椭圆形、按压有尿意的囊性肿物，排尿后消失。其底部平脐，见于脊髓病、尿潴留、昏迷等。

9）波动感：腹腔有较多（3000～4000ml）游离腹水时，如用手叩击腹部，可有波动感，又称液波震颤（图2-8-11）。医生以左手掌贴于病人一侧腹部，而用右手并拢的指端叩击对侧腹部，则腹水的振动波可传至左手而被感知，助手用伸直的手掌尺侧缘轻压在脐部正中线上，可防止腹壁振动的传导。

10）腹部包块：触及包块时应鉴别此包块在腹壁上还是腹腔内：让被检查者做仰卧起坐动作，包块清楚触及为腹壁包块，反之为腹内包块。触及肿块时应注意以下几点：部位、大小、形态、质地和硬度、压痛、活动度、搏动及与邻近脏器、皮肤和腹壁的关系。

11）正常腹部可触及的组织与脏器：腹壁肌肉、肝下缘、腹主动脉、右肾与左肾下极、

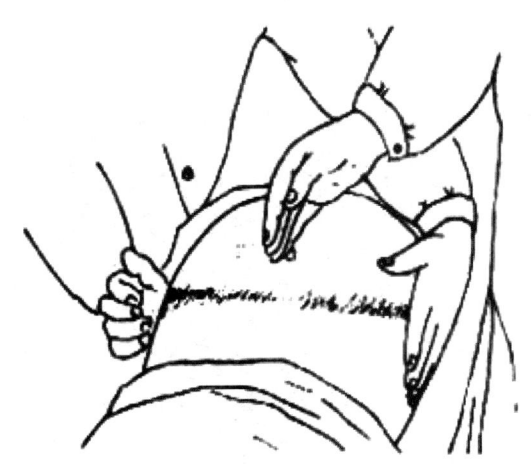

图 2-8-11　液波震颤检查方法

盲肠、横结肠、乙状结肠、腰椎椎体等。

4．腹部叩诊

（1）腹部叩诊音：正常呈鼓音，明显呈鼓音见于胃肠高度胀气、麻痹性肠梗阻、胃肠穿孔等。

（2）移动性浊音：当腹腔内游离液体超过1000ml时，被检者变换体位，液体因重力而移动，浊音也随之变动，称为移动性浊音。仰卧位时，浊音在两侧腹部，侧卧位时，腹中部由鼓音变为浊音。这是诊断腹水的重要方法之一，腹水常见原因有：肝硬化、结核性腹膜炎、心功能不全、肾病综合征、腹膜癌等。

（3）肝叩诊：应用叩诊确定肝上、下界。肝未被肺遮盖的部分，叩诊呈实音，为肝绝对浊音；肝上界一部分被肺遮盖，叩诊呈浊音，称为肝相对浊音，是肝的真正上界。在右锁骨中线，自肺区开始，由上而下叩至肝区，可得三个音响：清音、浊音、实音。由清音变为浊音时，为肝上界，由实音转鼓音时，为肝下界。正常肝在右锁骨中线上，上界在第5肋间，下界在右肋弓下缘，距离为9～10cm；右腋中线上，上界在第7肋间，下界相当于第10肋骨水平；在右肩胛线上，上界在第10肋间。

肝浊音区缩小见于急性重症肝炎、胃肠胀气等；肝浊音区扩大见于肝炎、肝癌、肝脓肿等。肝浊音界消失，代之以鼓音，是胃肠穿孔的征象，也可见于人工气腹或间位结肠。

肝区叩击痛：检查者左手掌平放于被检查者肝区所在部位，右手握空拳，轻轻叩击左手手背。如被检查者出现疼痛，即为叩击痛。正常人肝区无叩击痛。肝炎、肝脓肿等患者可出现叩击痛。

（4）脾叩诊：于左腋中线自上而下轻扣诊，正常在左腋中线第9～11肋之间可叩到脾浊音，宽度为4～7cm，前方不超过腋前线。脾大时脾浊音区扩大，脾浊音区缩小见于左侧气胸、胃扩张或肠胀气等。

（5）胃泡鼓音区：又称特劳伯（Traube）区，上为肺下缘及膈，右为肝左叶，左为脾，下为肋弓，呈半月形区。鼓音区扩大见于胃扩张，鼓音区缩小见于肝脾大、心包积液或左胸腔积液等。

（6）肾叩诊：被检者取坐位或侧卧位，医生用左手掌平贴在被检者肾区（肋脊角处），右手握空拳用轻至中等强度的力量，向左手背徐徐叩击，正常肾区无叩痛，叩痛见于肾盂肾炎和肾周围炎等（图2-8-12）。

（7）膀胱叩诊：当膀胱充盈时，在耻骨联合上方可叩得浊音，尿液排空后，叩诊为鼓音。子宫肌瘤或卵巢囊肿等，在该区叩诊呈浊音，需鉴别。

5．腹部听诊

（1）肠鸣音：肠管内伴随肠蠕动由气体和液体流动混合产生的一种断断续续的咕噜声或冒泡声，称为肠鸣音，正常为每分钟4～5次。异常的肠鸣音有：①肠鸣音活跃，肠鸣音每分钟10次以上，但音调并不十分高亢，见于急性胃肠炎、胃肠道大出血、服泻药后等；②肠鸣音亢进，每分钟10次以上，且音调高亢响亮，甚至呈金属音，见于机械性肠梗阻；③肠鸣音减弱，连续3～5min以上才听到一次，

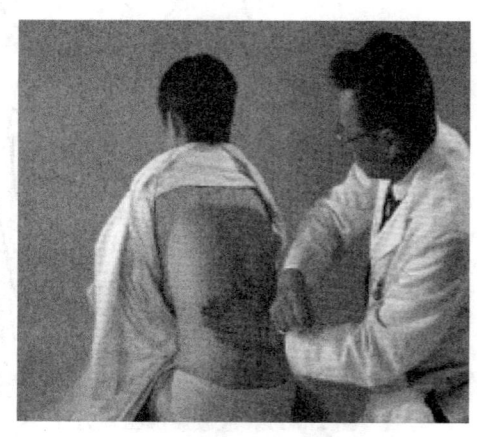

图 2-8-12　肾叩诊

见于腹膜炎、低血钾、胃肠动力低下等；④肠鸣音消失，持续 5min 或以上未听到肠鸣音，见于急性腹膜炎或麻痹性肠梗阻。

（2）振水音：被检者仰卧，医生用稍弯曲、并拢的手指在其上腹部连续迅速地冲击，如用听诊器或耳凑近直接听到胃内气体和液体相撞击所发出的声音，称为振水音。正常人饮大量液体后可出现振水音，但若饭后 6h 以上仍有振水音，表示胃潴留，见于幽门梗阻、胃扩张等。

（3）血管杂音：正常人腹部无血管杂音。在下列情况下可听到血管杂音：①肾动脉狭窄，多在脐上部正中线稍外侧（尤其是左侧）可听到强弱不等粗糙的吹风样杂音；②腹主动脉瘤，腹中部较响亮的收缩期喷射性杂音，同时触到搏动的包块；③腹主动脉狭窄，杂音特点同腹主动脉瘤，但其搏动减弱，下肢血压低于上肢，严重者触不到足背动脉搏动；④髂动脉狭窄，下腹两侧闻及血管杂音；⑤门静脉高压，腹壁静脉严重曲张时，在脐周或上腹部听到连续的嗡鸣音。

（4）摩擦音：脾梗死、脾周围炎、肝周围炎或胆囊炎累及局部腹膜时，可于深呼吸时在各相应部位听到摩擦音。

【注意事项】

1．腹部检查仍沿用视、触、叩、听诊等方法，以触诊最重要，尤其是腹腔脏器的触诊更为重要。在工作中，如果腹部听诊的资料对评估健康状况特别重要，为了避免叩诊、触诊对胃肠蠕动的影响，则可按视、听、触、叩诊的顺序进行。

2．腹部视诊时，室内温暖、光线宜充足柔和。被检查者应采取仰卧位，暴露全腹。医生站立于患者右侧，按一定顺序自上而下全面观察。有时为了查出细小隆起或蠕动波，视诊者的眼睛需降低至腹平面，自侧面呈切线方向观察。

3．触诊时手要温暖 指甲剪短，适当分散患者的注意力。

4．执业助理医师资格考试相关内容有以下几方面

腹部常用的体表标志及分区；视诊腹部外形（蹲下平视）、腹部皮肤、呼吸运动、腹壁静脉曲张、胃肠型或蠕动波；如何判断腹壁静脉血流方向；触诊腹壁紧张度；触诊腹部包块方法及内容；肝、胆囊、脾、肾触诊方法；胆囊点的位置及 Murphy 征检查方法及意义；脾大分度及巨脾的测量方法；麦氏点位置及有压痛、反跳痛时的意义；肾压痛点检查；移动性浊音和液波震颤检查方法和意义；肝浊音界的叩诊方法，肝浊音界增大或缩小的意义；检查肝区叩击痛；振水音检查方法及意义；听诊肠鸣音及血管杂音。

（庞淑珍）

项目九　生殖器、肛门和直肠检查

【目的要求】
1. 掌握肛门、直肠、男性外生殖器检查的方法。
2. 了解肛门、直肠、男性外生殖器检查的常见异常体征。

【方法步骤】
（一）男性生殖器检查
1．阴茎
（1）病人取仰卧位、常规暴露外阴、使病人处于一种舒适状态。
（2）视诊耻骨区、观察皮肤及阴毛的分布。
（3）视诊阴茎、注意其大小，观察是否包皮过长或包茎，正常成年人阴茎长 7～10cm。
（4）视诊阴茎头（龟头）、冠状沟，注意表面是否光滑红润、质地柔软，有无硬节、溃疡或菜花样肿物；注意表皮内面皮肤是否有炎症及溃疡。
（5）观察尿道口、检查时以中指和环指夹住阴茎，用拇指和示指将尿道口分开。观察尿道口的位置和大小；注意尿道口黏膜是否红润、清洁、有无脓性分泌物黏附，注意沿尿道有无压痛。

2．阴囊
（1）病人取站立位或坐位，两腿分开，检查者两手拇指置于阴囊前面，其余四指放在阴囊后面，双手同时触诊，进行对比。
（2）观察阴囊：注意颜色，大小、两侧是否对称，有无水肿，皮肤皱褶、阴毛分布、外形等。也应注意皮肤有无炎症和溃疡。
（3）观察精索：位于附睾上方，正常时为柔软索状，无挤压痛。注意有无串珠状结节及蚯蚓团状感觉。
（4）睾丸：分别触诊两侧睾丸。正常表面光滑柔韧，有弹性。检查时应两侧对比，注意大小、形态、硬度，有无压痛等。透光试验用于判断睾丸鞘膜积液。检查方法：用不透光的纸片卷成圆卷，一端置于肿大的阴囊表面，将手电筒置于对面照射，如阴囊被照亮，呈半透明橙红色，为阳性。不透明为阴性，提示腹股沟斜疝或睾丸肿瘤。
（5）附睾：位于睾丸的后外侧，上端膨大，下端细小，触诊时应注意有无结节，硬块及触痛。

3．前列腺
（1）前列腺位于膀胱下方，耻骨联合后约 2cm，距肛门约 4cm，包绕在尿道根部，分左右两叶，两叶之间有一正中沟，质地坚实而有弹性，腺体的排泄管开口于尿道内。
（2）被检查者取肘膝位，医生示指戴指套，涂适量润滑油，徐徐伸入肛门内，大约在一个半指节的深处，向腹侧可触及前列腺。注意观察前列腺中间沟是否消失，是否有压痛，有无结节及硬度。
（3）若需取前列腺液送检，可进行前列腺按摩，用检查的手指做向前、向内、向左右各按摩数次,再沿中间沟顺尿道方向滑行挤压,前列腺液经尿道口流出,取标本立即送检。

(4)精囊位于前列腺外上方,质地柔软,直肠指诊时不能触及。注意观察精囊有无肿大、压痛及结节。病变主要为精囊炎或结核。

(二)肛门与直肠检查

1. 视诊 正常肛门周围皮肤颜色较深,皱襞呈放射状;被检查者做排便动作时,皱襞变浅;收缩肛门括约肌时皱襞加深。

注意观察肛门有无闭锁或狭窄,肛门有无创口或瘢痕,肛门周围有无红肿和压痛,有无肛门裂、痔、肛瘘和直肠脱垂。

2. 触诊

对肛门或直肠的触诊,称肛诊或直肠指诊

(1)体位:根据检查目的与病情,被检查者可采取三种体位。

1)仰卧位:被检查者仰卧,臀部垫高,双膝屈曲。此体位适用于重症体质弱病人和直肠膀胱窝的检查、也可进行直肠双合诊检查盆腔疾病。

2)左侧卧位:被检查者左腿伸直,右腿向腹部屈曲,臀部靠近检查台边缘,医生位于被检查者的背面检查,适用于女性或重症病人。

3)膝胸位:被检查者两肘关节屈曲,胸部俯于床面,双膝关节屈曲跪于检查床上,用于检查直肠前部、精囊和前列腺疾病。

(2)直肠指诊:医生戴手套(或指套)外涂适量润滑液,嘱被检查者张口深呼吸,用探查时的示指先在肛门口轻轻按摩,待肛门括约肌松弛后,再将探查手指慢慢插入肛门,触摸肛门及直肠,有指征时,再进行双合诊。探查肛门有无裂伤,肛门直肠周围有无波动感,有无直肠息肉及直肠癌。如指套上带有黏液、脓液或血液应做涂片检查或送做细菌培养。

【注意事项】

1. 检查前应对被检查者说明检查的目的、方法和重要性,以取得配合。

2. 因为这一部分器官神经末梢比较丰富,所以要求检查者手温和被检查者体温尽量一致,而且手法轻柔。

3. 做肛门和直肠触诊时,一定要采取正确的插入方法,避免错误的作法,即采取倾斜一定程度进入而不能垂直插入。

4. 对睾丸、附睾、精索等器官的检查时,要注意两侧的对比。

5. 怀疑性病时,不要盲目下结论,必要时做进一步化验检查,确诊后再告诉病人并要保护被检查者的隐私。

6. 疑有癌症时,要注意保护性医疗措施。

(赵玉娟)

项目十　脊柱与四肢检查

【目的要求】
1. 掌握直接叩击法、间接叩击法及浮髌试验检查方法。
2. 熟悉脊柱弯曲度、四肢关节活动度的检查方法及临床意义。
3. 了解脊柱和四肢活动异常的机制。

【方法内容】
（一）脊柱
1．脊柱的弯曲度
（1）正常人脊柱有四个弯曲部位，即颈、腰段向前凸，胸、骶段向后凸，近似"S"形，称为生理性弯曲或"S"状弯曲。直立时脊柱无侧弯。
（2）脊柱的视诊：患者站立位，仔细观察有无畸形，通常可见三种基本的畸形：
1）脊柱后凸：表现为脊柱过度后弯、也称驼背，多发生于胸段。棘突向后明显突出者称为成角畸形，常由下胸段胸椎结核、椎体破坏所致。
2）脊柱前凸：表现为脊柱过度向前弯曲，多发生于腰椎。病人腹部明显向前，臀部明显向后突出。
3）脊柱侧凸：脊柱离开正中线向两侧偏曲，分为姿势性和器质性两种。姿势性侧凸改变体位，如平卧或向前弯腰时可使侧凸消失；器质性侧凸时，改变体位不能使侧凸得到纠正。
（3）检查脊柱有无侧凸，尚可用手指沿脊柱棘突以适当压力从上向下划压，划压后皮肤即出现一条红线，借此可观察。

2．脊柱活动度
（1）正常人脊柱有一定活动度，但各部位的活动范围明显不同，颈、腰段活动范围最大，胸段活动度小，而骶椎几乎不活动，尾椎各节融合固定无活动性。
（2）检查颈段时，医生用手固定被检查者的两肩，以头部正直为中位，做前屈、后伸、侧弯、旋转等动作，从而观察脊柱活动情况。
（3）正常人颈段可以前屈45°，后伸45°，左右侧屈（或称侧弯）各45°，左右旋转约60°。腰段在臀部固定的情况下，正常活动度为前屈约45°，后伸约35°，左右侧弯各30°，旋转45°。

3．脊椎压痛与叩击痛
（1）检查脊椎压痛时，被检者取坐位，医生用右手拇指自上而下逐个按压脊椎棘突，观察有无压痛。
（2）叩击痛有两种检查法
1）直接叩击法：用叩诊锤或手指直接叩击各脊椎棘突。
2）间接叩击法：被检查者取坐位，医生左手掌面放于病人顶上，右手半握拳以小鱼际肌部叩击左手，观察被检查者有无疼痛。

（二）四肢

四肢检查以视诊与触诊为主，两者相互配合，注意软组织的状态、肢体位置、形态及活动度等有无异常。

1．形态异常

（1）杵状指：又称槌状指，是指手指或足趾末端增生、肥厚，呈杵状膨大。特点是指（趾）甲从根部到末端呈弧形隆起，指（趾）端背面皮肤与指（趾）甲所构成的基底角等于或大于180°。

（2）匙状指：又称反甲，特点是指甲中央凹陷、周边隆起，指甲变薄，表面粗糙。

（3）膝内、外翻：正常人双脚并拢直立时，两膝及双踝均能靠拢。如双脚内踝部靠拢时两膝却向外分离，称膝内翻，又称"O"形腿畸形。当两膝靠拢时，两内踝分离，称膝外翻，又称"X"形腿畸形。

（4）足内、外翻：正常人当膝关节固定时，足掌可向内翻、外翻均达35°。若足掌部呈固定形内翻、内收畸形，称足内翻；足掌部呈固定形外翻、外展畸形，称足外翻。

（5）水肿：分凹陷性水肿和非凹陷性水肿两种，凹陷性水肿是指压去除后凹陷能维持一定时间，最后可逐渐复原。非凹陷性水肿是指压去除后，凹陷立即平复。

（6）肌肉萎缩：指患者肌肉体积小，肌肉软弱无力，松弛。

（7）下肢静脉曲张：多发生于小腿静脉如蚯蚓状弯曲、怒张，久立加重，卧位抬高下肢可减轻。严重者小腿有肿胀感，局部皮肤颜色紫暗并有色素沉着，甚至产生下肢浅部溃疡经久不愈或遗留棕褐色瘢痕。

（8）膝关节变形：膝关节出现红、肿、热、痛及功能障碍，为急性关节炎症。关节腔有液体积聚时，称关节积液。少量积液时，膝部屈曲90°即可发现髌骨两侧的凹陷消失；大量积液时，可见关节周围明显肿胀，触诊有浮动感并可出现浮髌现象。检查方法，病人平卧，医生以一手的拇指和其余手指分别固定在膝关节上方的两侧，另一手拇指和其余手指分别固定在关节下方两侧，使关节腔内液体不至来回流动而影响浮力，然后用一手示指将髌骨连续向后方按压数次，按下时髌骨与关节面有碰触感，松开时髌骨有浮起感。

（9）检查时主要注意有无腕关节变形、指关节变形，如腱鞘囊肿、肢间关节梭形膨大等。

2．运动功能障碍

神经、肌肉组织或关节的损害均可引起运动功能障碍。

（1）神经、肌肉组织的损害：可出现不同程度的随意运动障碍。检查主要测试四肢的屈、伸、内收、外展、旋转及抵抗能力。肢体随意运动的肌力障碍称为瘫痪。

（2）关节的损害：关节病变可使关节的主动和被动运动障碍。正常的上下肢各关节活动度如下：

1）肩关节：屈曲（上臂前举）可达90°，伸（上臂后伸）可达45°，外展（肩关节固定）可达90°，内收肘部可达前正中线，外旋约30°，内旋约80°。

2）肘关节：只能做伸展运动。握拳、屈腕、屈肘，屈肘时拇指可触及肩部；伸直为180°。

3）腕关节：伸约40°，屈约50～60°，外展约15°，内收约30°。

4）指关节：各指关节可以伸直，屈可紧握成拳。

5）髋关节：屈曲时，股前部可与腹壁相贴，后伸可达 30°，外展约 60°，内收约 25°，外旋与内旋各达 45°。

6）膝关节：屈曲时，小腿腓肠肌可与股后部相贴，伸可达 180°。膝关节在半屈位时，小腿可做小幅度的旋转动作。

7）踝关节：立位时，足与小腿成直角，背屈约为 35°，跖屈约为 45°，内、外翻各约 35°。

当以上各关节不能达到各自活动幅度时，为关节运动受限。

【注意事项】

1．检查前应向病人说明检查的目的、方法和重要性，以求得到患者的配合。

2．手温与病人的皮肤温度尽量接近，而且检查者手法要轻柔。

3．对脊柱外伤患者，应注意问清病史，观察局部有无肿胀或变形，切忌做脊柱运动，以免损伤脊髓。

4．对肌肉萎缩、水肿病人尽量两侧对比观察。

（赵玉娟）

项目十一　神经系统检查

神经系统检查是全身体格检查中的一个重要部分。神经系统包括中枢神经系统与周围神经系统两大部分。通过准确检查，能获取对疾病的定位与定性诊断信息。神经系统的症状与体征也可出现在全身性疾病过程中。因此，掌握神经系统的基本检查是医学生临床教学中不可缺少的部分，包括脑神经、运动神经、感觉神经、神经反射和自主神经等方面的检查。此外，还不能忽视意识状态与精神状态的整体检查。

子项目一　脑神经检查

【目的要求】
掌握脑神经检查的主要内容、基本方法、结果判断及临床意义。
【设备用品】
香皂、牙膏、醋、近视力表、检眼镜、手电筒、棉签、大头针、手表、音叉、压舌板。
【方法内容】
脑神经共12对，检查脑神经对颅脑病变的定位诊断极为重要。检查时应按序进行，以免遗漏。

（一）嗅神经

嗅神经系第1对脑神经，主要检查嗅觉。

通过询问病史了解嗅觉的灵敏度。检查时嘱被检查者闭目，压住一侧鼻孔，然后用香皂、牙膏、醋等具有挥发性且无刺激性的物品分别置于鼻孔前，要求被检查者分辨各物品的气味，注意两侧对比，检查有无嗅觉减退、缺失或嗅幻觉。

（二）视神经

视神经系第2对脑神经。视神经检查包括视力、视野和眼底检查。

1. 视力　主要检查黄斑部视力，神经科通常用近视力表检测。检查前应首先观察一下有无影响视力的外眼病变，然后分别检查双眼。眼与近视力表的距离为30～40cm，如果视力低于4.8（1.0），则为视力减退。如果被检查者不能看清近视力表，则改用指数检测，即被检查者能否分辨医生的手指是否在动。如仍不能辨认，则检测患者光感是否存在。如光感消失，则称为失明，即视力完全丧失。

2. 视野　正视前方，两眼保持不动所能看到的最大范围，称为视野。临床上常用手试法测定视野是否正常，如不正常，再用视野计测定。手试法：医生为视野正常者。让被检者与医生相对而坐，相距65～100cm，各自用手遮住相对的一眼（如医生为右眼，则被检查者为左眼），相对凝视以保持不动。医生用手指在两人等距离中间，分别自上、下、左、右的周边向中央移动。如视野正常，两人应同时看到移动的手指；如被检查者视野缩小或异常，应进一步做视野计检查。

3. 眼底　借用检眼镜进行检查。正常人视神经乳头淡红色，呈圆形或椭圆形，边界清晰；动脉细，色鲜红；静脉粗，色暗红；动、静脉之比为2：3。视网膜全部为鲜橘红色，黄斑区位于视神经乳头颞侧偏下方，呈暗红色，中央有一小反光点。

（三）动眼、滑车、展神经

动眼、滑车、展神经三对神经分别为第3、4、6对脑神经，同司眼球运动，合称眼球运动神经，可同时检查。

1. 外观　双侧眼裂有无增大或变窄，是否等大。上眼睑有无下垂，眼球有无外突或内陷，眼球有无偏斜或双眼同向偏斜。

2. 眼球运动　检查者竖示指，距受检者眼前约30～40cm处。嘱被检者头部不动，两眼注视检查者的示指，并随其向内、外、上、下、内上、内下、外上、外下各方向转动。注意眼球运动受限方向及程度，有无复视和眼球震颤。

3. 瞳孔　正常瞳孔圆形、居中、两侧等大，随光线强弱而缩小或扩大，正常瞳孔直径约3～4mm。检查对光反射，以手电筒从侧面由外向内分别照射瞳孔，感光侧的瞳孔缩小，称直接对光反射。如用手隔开双眼，未直接感光侧的瞳孔也缩小，则称间接对光反射，正常人均存在。检查瞳孔的调节反射时，嘱被检查者平视远处，然后突然注视某一近物，正常者双侧眼球内聚，瞳孔缩小。

（四）三叉神经

三叉神经系第5对脑神经。

1. 面部感觉　三叉神经的感觉纤维分布在面部皮肤及眼、鼻与口腔黏膜。常以针刺检查痛觉，棉签检查触觉。两侧对比，随时询问病人的感觉反应是否减退、消失或过敏。角膜反射障碍也为三叉神经功能受损的表现。

2. 咀嚼运动　受三叉神经的运动纤维支配。双手触按被检查者颞肌、咀嚼肌，嘱被检者做咀嚼动作，对比双侧肌力强弱；再嘱被检者做张口运动，观察张口时下颌有无偏斜。当翼状肌瘫痪时，下颌偏向病侧。

（五）面神经

面神经系第7对脑神经，主要支配面部表情肌和具有味觉功能。

1. 视诊　观察额纹及鼻唇沟是否变浅，眼裂是否增宽，口角是否低垂或歪向一侧。

2. 运动　嘱病人做皱额、闭眼、露齿、鼓腮或吹哨动作，比较两侧的对称性。面神经功能受损时这些动作都有障碍。

3. 味觉　将不同味感的物质以棉签涂于舌面不同部位测试味觉，面神经损害者则舌前2/3味觉丧失。

（六）位听神经

位听神经系第8对脑神经，包括前庭及耳蜗神经。

1. 听力检查　为测定耳蜗神经的功能。检查时在一定距离内用手表测试其听力，并与正常人做对比，精确了解应做音叉试验或电测听检查。若发现被检查者的听力下降，则接下去做以下两个试验：

（1）任内试验：检查者将振动的音叉（C256）的柄置于被检查者乳突上，直到听不到声音时，立即把仍在振动的音叉放在距耳道12cm处，询问其是否能听到声音。正常气导长于骨导时间15s以上，二者传导时间之比约为2：1，称为Rinne试验阳性。正常人听到的气导时间长于骨导时间。

（2）韦伯试验：又名双耳骨导比较试验。将震动的音叉柄置于前额中央，音波通过骨传导而达内耳。正常情况时两耳听到的声音相等，故 Weber 试验居中。传导性耳聋时病侧听到的声音较响，即声音偏向病侧。感音性耳聋时，声音偏向健侧。

2．前庭功能检查　询问被检者有无眩晕、平衡失调。检查有无眼球震颤，也可做外耳道灌注冷、热水试验或旋转试验，观察眼球震颤有无反应减弱或消失。

（七）舌咽、迷走神经

舌咽、迷走神经为第9、第10对脑神经，两者在解剖与功能上关系密切，常同时受损。

1．运动

（1）腭咽喉运动：了解并观察有无吞咽困难，饮水呛咳或反流，发音嘶哑或鼻音，观察悬雍垂是否居中，软腭有无下垂。嘱病人发"啊"声，观察软腭能否上举，两侧是否等高。声带运动可用间接喉镜观察。

（2）咽壁反射：观察和比较用压舌板轻触左右咽后壁引起的恶心、作呕反应情况，并了解感觉的灵敏程度。

2．感觉　舌后1/3的味觉减退为舌咽神经的损害，检查方法同面神经。

（八）副神经

副神经为第11对脑神经。检查胸锁乳突肌与斜方肌有无萎缩，嘱被检查者做耸肩及转颈运动，比较两侧肌力。副神经受损时，可出现一侧异常。

（九）舌下神经

舌下神经为第12对脑神经。嘱张口，观察舌在口腔中的位置；再嘱伸舌，看是否偏斜及舌肌有无萎缩或肌纤颤。一侧麻痹时伸舌偏向病侧，双侧麻痹者则不能伸舌。

【注意事项】

1．眼底检查注意在暗室内更方便观察。

2．颅神经功能检查时一定要左右对比检查。

子项目二　运动功能检查

运动是指骨骼肌的活动，可分为随意运动和不随意运动两种。随意运动受大脑皮层运动区支配，主要由锥体束完成；不随意运动由锥体外系和小脑系支配。

【目的要求】

熟悉检查内容及其概念，检查方法、结果判断及其临床意义。

【设备用品】

软尺。

【方法内容】

检查内容包括五个方面：随意运动与肌力、肌张力、肌容积、不随意运动、共济运动。

（一）肌力

肌力指肌肉运动时的最大收缩力。检查时令病人做肢体伸屈动作，检查者从相反方向测试被查者对阻力的克服力量，并注意两侧对比。

肌力的记录采用0～5级的六级分级法：

0级　　完全瘫痪

1级　　肌肉可收缩，但不能产生动作。

2级　　肢体在床面上能移动，但不能抬离床面。

3级　　肢体能抬离床面，但不能抗阻力。
4级　　能做抗阻力动作，但较正常差。
5级　　正常肌力。

（二）肌张力

肌张力指静息状态下的肌肉紧张度。以触摸肌肉的硬度及伸屈其肢体时感知的阻力做判断。

1．肌张力增高　肌肉坚实，伸屈其肢体时阻力增加。可分为以下两种：

（1）痉挛性：在被动伸屈其肢体时，起抬阻力大，终末突然阻力减弱，称折刀现象，为锥体束损害现象。

（2）强直性：伸屈肢体时始终阻力增加，称铅管样强直，为锥体外系损害现象。

2．肌张力降低　肌肉松软，伸屈其肢体时阻力低，关节运动范围扩大，见于周围神经炎、前角灰质炎和小脑病变等。

（三）肌容积

肌容积主要观察肌肉外形及容积有无萎缩或假性肥大，必要时用软尺测量两侧肢体同一部位的周径，进行对比。

1．肌萎缩　见于运动神经元损害及肌病，如脊髓前角灰质炎、进行性脊髓性肌萎缩等，亦可因长期不动而致失用性萎缩。

2．假性肥大　是由于结缔组织和类脂质增生所致的肌容积变大，肌纤维本身无增生，故称假性肥大，见于进行性肌营养不良等肌病。

（四）不随意运动

系随意肌不自主收缩所产生的一些无目的的异常动作，多数为锥体外系损害的表现。

1．震颤　为两组拮抗肌交替收缩引起的不自主动作，可有以下几种类型：

（1）静止性震颤：静止时表现明显，而在做意向性动作时则减轻或消失，常伴肌张力增高，见于震颤麻痹。

（2）动作性震颤：系动作时发生，愈近目的物愈明显，见于小脑疾患。

（3）老年性震颤：与震颤麻痹类似，为静止性震颤，发生于老年人，常表现为点头或手抖，通常肌张力不高。

2．舞蹈样运动　为肢体大关节的快速、无目的、不对称的运动、类似舞蹈、睡眠时可减轻或消失。该运动也可发生在面部、犹如做鬼脸、多见于儿童期脑风湿病变。

3．手足徐动　也称指划动作，为手指或足趾的一种缓慢持续的伸展扭曲动作，见于新纹状体病变。

4．手足搐搦　发作时，手足肌肉呈紧张性痉挛，手腕屈曲，手指伸展，指掌关节屈曲、拇指内收靠近掌心并与小指相对，形成"助产士"手。发作期间可做激发试验，即在病人前臂缠以血压计袖带，然后充气使水银柱达舒张压以上，持续10min出现搐搦时称为陶瑟征，又称缺钙束臂试验阳性，见于低钙血症和碱中毒。

（五）共济运动　机体任一动作的完成均依赖于某组肌群协调一致的运动称共济运动，这种协调主要靠小脑的功能。前庭神经、视神经、深感觉及锥体外系均参与作用。

1．指鼻试验　被检者手臂外展伸直，再以示指尖触自己的鼻尖，由慢到快，先睁眼，后闭眼重复进行。小脑半球病变时同侧指鼻不准；如睁眼时指鼻准确，闭眼时出现障碍则为感觉性共济失调。

2．跟-膝-胫试验 被检者仰卧、上抬一侧下肢，用足跟碰对侧膝盖，再沿胫骨前缘向下移动。小脑损害时，动作不准；感觉性共济失调者则闭眼时出现该动作障碍。

3．其他

（1）快速轮替动作：被检者以前臂做快速旋前旋后动作。

（2）闭目难立征：被检者足跟并拢站立，闭目，双手向前平伸，若出现身体摇晃或倾斜则为阳性，提示小脑病变。如睁眼时能站稳而闭眼时站立不稳，则为感觉性共济失调。

【注意事项】

注意区分肌力与肌张力。

子项目三 感觉功能检查

【目的要求】

熟悉感觉功能检查的内容、方法、结果判断和临床意义。

【设备用品】

棉签、大头针、软纸片、装有热水（40～50℃）及冷水（5～10℃）的试管、音叉、钝脚分规、钢笔、钥匙、硬币。

【方法内容】

首先让被检者了解检查的目的与方法，以取得充分合作。检查时要注意左右侧和远近端部位的差别，从感觉缺失区向正常部位逐步移行检查。检查时被检者宜闭目，以避免主观或暗示作用。

（一）浅感觉检查

1．痛觉 用大头针的针尖轻刺被检查者的皮肤以检查痛觉，两侧对比并记录感觉障碍类型（过敏、减退或消失）与范围。

2．触觉 用棉签或软纸片轻触被检查者的皮肤或黏膜。触觉障碍见于后索病损。

3．温度觉 用盛有热水（40～50℃）或冷水（5～10℃）的试管测试皮肤温度觉。温度觉障碍见于脊髓丘脑侧束损害。

（二）深感觉检查

1．运动觉 被检查者闭目，检查者轻轻夹住被检查者的手指或足趾两侧，上下移动，令被检查者说出"向上"或"向下"。运动觉障碍见于后索病损。

2．位置觉 被检查者闭目，检查者将其肢体放于某一位置，以检测其位置觉。

3．震动觉 用震动着的音叉柄置于骨突起处（如内、外踝，手指、桡尺骨茎突、胫骨、膝盖等），询问有无震动感觉，判断两侧有无差别。

（三）复合感觉检查

指皮肤定位感觉、两点辨别觉和形体觉等。这些感觉是大脑综合分析的结果，也称皮质感觉。

1．皮肤定位觉 被检查者闭目，检查者以手指或棉签轻触被检查者皮肤某处，让被检查者指出被触部位。该功能障碍见于皮质病变。

2．两点辨别觉 以钝脚分规刺激皮肤上的两点，检测被检查者有无能力辨别，再逐渐缩小双脚间距，直到被检查者感觉为一点时，测其实际间距，与健侧对比。正常身体各部位两点辨别觉灵敏度不同，可两侧比较。当触觉正常而两点辨别觉障碍时则为顶叶病变。

3．形体觉　被检查者闭目，用单手触摸熟悉的物体，如钢笔、钥匙、硬币等，嘱其说出物体的名称。先测功能差的一侧，再测另一手。功能障碍为皮质病变。

4．体表图形觉　被检者闭目，在其皮肤上画图形（方、圆、三角形等）或写简单的字（一、二、十等），观察其能否识别。如有障碍，常为丘脑水平以上病变。

【注意事项】

1．感觉检查一定要全面，注意左右对比。

2．检查时，被检查者应闭目。

子项目四　神经反射检查

【目的要求】

掌握神经反射检查的内容、方法、结果判断及临床意义。

【设备用品】

棉签、钝头竹签、叩诊锤。

【方法内容】

神经反射是由反射弧的形成而体现的，反射弧包括感受器、传入神经元、中枢、传出神经元和效应器等。反射弧中任一环节有病变都可影响反射，使其减弱或消失，反射又受高级神经中枢控制，如锥体束以上病变，可使反射活动失去抑制而出现反射亢进。

（一）浅反射

浅反射系刺激皮肤或黏膜引起的反应，包括以下几种。

1．角膜反射　嘱被检查者向内上注视，以细棉签纤维由角膜外缘向内轻触被检查者角膜，正常时该眼睑迅速闭合，称直接角膜反射，反射弧为三叉神经眼支至脑桥，再由面神经核支配眼轮匝肌，引起眼睑闭合。若刺激一侧引起对侧眼睑闭合，则称为间接角膜反射。凡直接与间接反射均消失者为三叉神经病变（传入障碍）；如直接反射消失、间接反射存在，为病侧面神经瘫痪（传出障碍）。深昏迷者角膜反射消失。

2．腹壁反射　被检查者仰卧，下肢稍屈曲，使腹壁松弛，然后用钝头竹签分别沿肋缘下（胸7～8）、脐平（胸9～10）及腹股沟上（胸11～12）的平行方向，由外向内轻划腹壁皮肤。正常反应是局部腹肌收缩。上、中或下部反射消失分别见于上述不同平面的胸髓病损。双侧上、中、下部反射均消失见于昏迷和急性腹膜炎患者。一侧上、中、下部腹壁反射消失见于同侧锥体束病损。肥胖、老年及经产妇由于腹壁过于松弛也会出现腹壁反射减弱或消失，应予以注意。

3．提睾反射　与检查腹壁反射相同，竹签由下而上轻划股内侧上方皮肤，可引起同侧提睾肌收缩，睾丸上提。双侧反射消失为腰髓1～2节病损。一侧反射减弱或消失见于锥体束损害。局部病变如腹股沟疝、阴囊水肿等也可影响提睾反射。

4．跖反射　被检者仰卧、下肢伸直，医生手持被检查者踝部，用钝头竹签划足底外侧，由后向前至小趾跖关节处转向趾侧，正常反应为足趾屈曲。

5．肛门反射　用大头针轻划肛门周围皮肤，可引起肛门外括约肌收缩。反射障碍为骶髓4～5节、肛尾神经病损。

（二）深反射

刺激骨膜、肌腱经深部感受器完成的反射称深反射，又称腱反射。检查时被检者要合作，肢体应放松。检查者叩击力量要均等，两侧要对比。腱反射不对称是神经损害的重要定位体征。

1．肱二头肌反射　被检者前臂屈曲90°，检查者以左拇指置于被检查者肘部肱二头肌腱上，然后右手持叩诊锤叩左拇指指甲，可使肱二头肌收缩，引出屈肘动作。反射中枢为颈髓5～6节。

2．肱三头肌反射　被检查外展上臂，半屈肘关节，检查者用左手托住其上臂，右手用叩诊锤直接叩击鹰嘴上方的肱三头肌腱，可使肱三头肌收缩，引起前臂伸展。反射中枢为颈髓7～8节。

3．桡骨骨膜反射　被检者前臂置于半屈半旋前位，医生以左手托住其腕部，并使腕关节自然下垂，随即以叩诊锤叩桡骨茎突，可引起肱桡肌收缩，发生屈肘和前臂旋前动作。反射中枢在颈髓5～6节。

4．膝反射　坐位检查时，被检者小腿完全松弛下垂，卧位检查则病人仰卧，检查者以左手托起其膝关节使之屈曲约120°，用右手持叩诊锤叩击膝髌骨下方股四头肌腱，可引起小腿伸展。反射中枢在腰髓2～4节。

5．踝反射　又称跟腱反射。患者仰卧，髋及膝关节稍屈曲，下肢取外旋外展位。检查者左手将被检者足部背屈成直角，以叩诊锤叩击跟腱，反应为腓肠肌收缩，足向跖面屈曲。反射中枢为骶髓1～2节。

（三）病理反射

指锥体束病损时，大脑失去了对脑干和脊髓的抑制作用而出现的异常反射。1岁半以内的婴幼儿由于神经系统发育未完善，也可出现这种反射，不属于病理性。

1．Babinski征　取位与检查跖反射一样，用竹签沿患者足底外侧缘，由后向前至小趾跟部并转向内侧，阳性反应为踇趾背伸，余趾呈扇形展开。

2．Chaddock征　用竹签在外踝下方足背外缘，由后向前划至趾跖关节处，阳性表现同Babinski征。

3．Oppenheim征　医生用拇指及示指沿被检者胫骨前缘用力由上向下滑压，阳性表现同Babinski征。

4．Gordon征　检查时用手以一定力量捏压腓肠肌，阳性表现同Babinski征。

5．Gonda征　将手置于被检者足外侧两趾背面，向跖面按压后突然放松，阳性表现同Babinski征。

以上5种体征临床意义相同，以Babinski征价值最大。

6．Hoffmann征　为上肢锥体束征。检查者左手持被检者腕部，然后以右手中指与示指夹住被检者中指并稍向上提，使腕部处于轻度过伸位。以拇指迅速弹刮被检者的中指指甲，引起其余四指轻度掌屈反应则为阳性，较多见于颈髓病变。

7．阵挛　在有深反射亢进时，用力使相关肌肉处于持续性紧张状态，该组肌肉发生节律性收缩，称为阵挛，常见的有以下两种。

（1）踝阵挛：被检者仰卧，髋与膝关节稍屈，医生一手持被检者腘窝部，一手持被检者足底前端，用力使踝关节过伸。阳性表现为腓肠肌与比目鱼肌发生连续性节律性收缩，临床意义同深反射亢进。

（2）髌阵挛：被检者下肢伸直，医生以拇指与示指捏住其髌骨上沿，用力向远端快速连续推动数次后维持推力。阳性反应为股四头发生节律性收缩使髌骨上下移动，意义同上。

（四）脑膜刺激征　为脑膜受激惹的体征，见于脑膜炎、蛛网膜下腔出血和颅压增高等病况。

1．颈强直　被检查者仰卧，颈部放松，检查者左手托被检者枕部，右手置于胸前做屈颈动作检查。被动屈颈时如抵抗力增强，即为颈部阻力增高或颈强直。在除外颈椎或颈部肌肉局部病变后即可认为有脑膜刺激征。

2．Kernig 征　被检者仰卧，一侧髋关节屈成直角后，膝关节也在近乎直角状态时，检查者将被检者小腿抬高伸膝。正常人膝关节可伸达 135° 以上。如伸膝受阻且伴疼痛与屈肌痉挛，则为阳性。

3．Brudzinski 征　被检者仰卧，下肢伸直，检查者一手托起被检者枕部，另一手按于其胸前。当头部前屈时，双髋与膝关节同时屈曲则为阳性。

（五）Lasegue 征　被检者仰卧，双下肢伸直。检查者将被检者伸直的下肢在髋关节处屈曲，又称直腿抬高试验。正常人下肢可抬高 70° 以上，如不到 30° 即出现由上而下的疼痛即为阳性。见于神经根受刺激的情况，如坐骨神经痛、腰椎间盘突出或腰骶神经根炎等。

【注意事项】

1．反射检查为国家执业助理医师资格考试常考内容，注意检查时的病人体位。

2．当检查者精神紧张或注意力过分在检查部位时，可出现深反射受抑制，此时应让患者放松或转移患者的注意力。

子项目五　自主神经功能检查

【目的要求】

了解自主神经检查的内容、方法及临床意义。

【设备用品】

棉签、钝头竹签、冰块、手表、血压计。

【方法内容】

自主神经与躯体神经一样也分中枢与周围两部分，也有传入与传出神经纤维。周围自主神经可分为交感与副交感两个系统，通过神经介质与特定受体结合而发挥作用。自主神经的主要功能是调节内脏、血管与腺体等活动，故又称内脏神经。大部分内脏接受交感和副交感神经纤维的双重支配，它们之间的作用虽是相互拮抗的，但在大脑皮质的调节下，可协调整个机体内、外环境的平衡。

（一）一般检查

1．皮肤黏膜　自主神经功能改变可出现多种皮肤黏膜变化，如苍白、红斑、潮红、发绀、色素减少或色素沉着等。此外，还可发生质地改变，如过分光滑、增厚、变硬、潮湿或干燥与脱屑，也可出现皮疹、水肿和溃疡等。

2．出汗　有无全身或局部出汗过多、过少或无汗。

3．括约肌障碍　有无排便困难，粪便潴留或尿失禁、尿潴留。

（二）自主神经反射

1．眼心反射　被检者仰卧，闭目，计数其 1min 脉率，然后医生用拇指从眼球上部或用示指和中指置于眼球两侧，逐渐加压一侧眼球，但不能使被检者感到疼痛，加压 20～30s 后计数 1min 脉搏次数，与加压前进行比较。正常人加压后每分钟脉搏减少 4～12 次。减少 12 次/分以上者为阳性，提示迷走神经兴奋性增高；加压后脉搏不减少反而增加者，称为倒错反应，提示被检者交感神经功能亢进，迷走神经兴奋性减低。必须指出，操作时不可同时压迫两侧眼球，以防发生心搏骤停的危险。

2．卧立试验与立卧试验　卧立试验时，先测被检者卧位时脉搏数，然后迅速转为立位，立即脉搏计数。立位时因交感神经兴奋，故脉搏明显增快，正常人可增加 10～20 次/分，如增加 24 次/分以上时为阳性，表示交感神经兴奋性增高。立卧试验时，先测被检者立位脉搏数，然后从容平卧再测脉搏数，正常人脉搏减慢 4～6 次/分，如减慢 12 次/分以上为阳性，提示迷走神经兴奋性增高。

3．皮肤划纹反射　是通过观察局部毛细血管的舒缩反应来了解自主神经功能的检查法。

（1）白色划纹征：用钝头竹签轻而快地划过皮肤，经 8～12s 后，因血管收缩，出现白色划纹，正常时可持续 1～5min 即自行消失。如果超过 5min 为阳性，表示皮肤和血管收缩反应增强，提示交感神经兴奋性增高。

（2）红色划纹征：用钝头竹签稍加压力划过皮肤，经 5～10s 后因血管扩张，局部出现红色划纹，正常人可持续 7～8min。如果持续时间较长，而且基底逐渐增宽或皮肤隆起、水肿，表示皮肤血管扩张反应增强，提示副交感神经兴奋性增高。

4．竖毛反射　竖毛肌由交感神经支配。将冰块置于被检者颈后或腋窝，数秒钟后可见竖毛肌收缩，毛囊处隆起如鸡皮。根据竖毛反射障碍的部位来判断交感神经功能障碍的范围。

5．握拳试验　被检者用力握拳 5min，可引起心率增快与收缩压、舒张压增高。自主神经系统功能异常时，此反应发生障碍，常用于检测交感神经传出纤维功能。

【注意事项】

眼心反射操作时不可同时压迫两侧眼球，以防发生心搏骤停的危险。

（张　雁）

第三篇　临床常用诊疗穿刺技术

项目十二　胸膜腔穿刺术

胸膜腔穿刺术（thoracentesis）常用于检查积液的性质与病原；行穿刺放液可减轻压迫症状；或者可通过穿刺给药等。

【目的要求】
1. 掌握胸腔穿刺术的方法和步骤。
2. 熟悉胸腔穿刺术的注意事项。

【物品准备】
胸腔穿刺包、胸腔引流管及引流瓶、麻醉剂（2%利多卡因1支）、聚维酮碘棉球、无菌棉签、无菌手套、5ml和50ml注射器各1个、无菌纱布、止血钳1把、胶布、洞巾等。

【方法内容】
1. 嘱病人取坐位，面向椅背，两前臂置于椅背上，前额伏于前臂上，也可使病侧臂上举抱头以增宽肋间隙。不能起床者取半坐卧位，患侧前臂置于枕部。
2. 穿刺应在胸部叩诊实音最明显的部位进行，包裹性积液依据X线透视或超声检查确定，胸穿抽液：肩胛下角线或腋后线第7~8肋间、腋中线第6~7肋间、腋前线第5肋间；抽气：锁骨中线第2肋间或腋中线第4~5肋间，穿刺点可用蘸甲紫的棉签在皮肤上标记。
3. 常规消毒皮肤，戴无菌手套，覆盖消毒洞巾。
4. 用2%利多卡因在下一肋骨上缘的穿刺点自皮肤至胸膜壁层进行局部浸润麻醉，针头先斜行进针，形成皮丘，再垂直进针直至胸膜层，逐层麻醉，并注意回抽有无鲜血以免误入血管。
5. 术者以左手示指与中指固定穿刺部位的皮肤，右手将穿刺针（将针座后的胶皮管用血管钳夹住）在麻醉处缓缓刺入，当针锋抵抗感突然消失时，表示已穿过胸膜壁层，到达胸膜腔。此时，接上注射器，松开血管钳，抽吸胸腔内积液，抽满后再次用血管钳夹闭胶皮管，取下注射器，将液体注入容器中，以便记量或送检。

若用三通活检式穿刺针穿刺时，先将穿刺针的三通活栓转到与胸膜腔关闭处，再将穿刺针在麻醉处缓缓刺入，当针锋抵抗感突然消失时，转动三通活栓使其与胸腔相通，进行抽液。注射器抽满后，转动三通活栓使其与外界相通，排出液体。在整个穿刺过程中，助手应用止血钳固定穿刺针，以防刺入过深伤及肺组织或脱出。

6. 抽液完毕拔出穿刺针，覆盖无菌纱布，稍用力压迫穿刺部位片刻，用胶布固定后嘱病人静卧。

【注意事项】
1. 操作前应向病人说明穿刺目的，以消除顾虑，对精神紧张者，可在手术前半小时给予地西泮或可待因以镇静止痛。

2．操作中应密切观察病人的反应，如有头晕、面色苍白、出汗、心悸、胸部压迫感或剧痛、昏厥等胸膜过敏反应，或出现连续性咳嗽、气短、咳泡沫痰等现象时，应立即停止抽液，并皮下注射 0.1% 肾上腺素 0.3～0.5ml，或进行其他对症处理。

3．一次抽液不可过多、过快，诊断性抽液 50～100ml 即可；减压抽液，首次不超过 600ml，以后每次不超过 1000ml；如为脓胸，每次尽量抽净。疑为化脓性感染时，助手用无菌试管留取标本，行涂片革兰染色镜检、细菌培养及药敏试验。检查瘤细胞时，至少需 100ml，并应立即送检，以免细胞自溶。

4．严格无菌操作，防止空气进入胸腔，始终保持胸腔负压。

5．病情危重、有出血倾向或严重肺气肿者，操作时应更慎重。

【注意事项】

在本项目学习中注意结合助理医师资格考试的评分标准。

（武星汝）

项目十三　腹膜腔穿刺术

腹膜腔穿刺术（abdominocentesis）常用于检查积液的性质与病原；当大量腹水引起呼吸困难或腹胀痛时，行穿刺放液可减轻症状；某些疾病情况下（如结核性腹膜炎），可进行腹腔内给药。

【目的要求】
1．掌握腹腔穿刺术的方法和步骤。
2．熟悉腹腔穿刺术的注意事项。

【物品准备】
腹腔穿刺包、引流瓶（袋）、腹带、麻醉剂（2%利多卡因1支）、聚维酮碘棉球、无菌棉签、无菌手套、5ml和50ml注射器各1个、无菌纱布、止血钳1把、胶布、洞巾等。

【方法内容】
1．穿刺前须排空尿液以免穿刺时损伤膀胱。
2．病人可采取坐位（坐在靠背椅上）、半卧位、或侧卧位，尽量使其舒适。
3．选择适宜的穿刺点
①左下腹部脐与左髂前上棘连线的中1/3与外1/3的相交点，此处可避开腹壁动脉；②侧位穿刺点在经脐水平线与腋前线或腋中线交界处，常用于诊断性穿刺；③坐位可取脐与耻骨联合连线中点上方1.0cm　稍偏左或偏右1～1.5cm处，避开腹白线，此穿刺点无重要器官且易愈合；④积液量少或有包裹分隔时，须经B超检查定位。
4．穿刺部位常规消毒，戴无菌手套及铺消毒洞巾，以2%利多卡因或1%～2%普鲁卡因（先做皮试）自皮肤至腹膜壁层做局部麻醉。
5．术者先将连接在穿刺针上的胶皮管折起或夹住，用左手固定穿刺部皮肤，右手持针，经麻醉处垂直刺入腹壁，待感到针锋抵抗感突然消失时，表示针头已穿过腹膜壁层，此时，接注射器，松开血管钳，即可抽取腹水，并将抽出液放入消毒试管中以备送检。做诊断性穿刺时可直接用20ml或50ml注射器及适当的针头进行。如需大量放液，一般可用9号针头，并在针座接一橡皮管，再用输液夹调整速度。将腹水引入容器中以备记量及做实验检查。在整个过程中，助手应用止血钳固定穿刺针，防止针头过深或脱出。
6．放液后拔出穿刺针，覆盖消毒纱布，用手压迫片刻，再用胶布固定。大量放液后则需束以多头腹带，以防腹压骤降，内脏血管扩张引起休克。如有腹水渗出时，可用火棉胶固定。

【注意事项】
1．放液前后均测量腹围、脉搏、血压，检查腹部体征等，以便观察病情变化。
2．术中密切观察病人呼吸、脉搏及面色等。术后嘱其平卧，并使穿刺孔位于上方，以免腹水继续漏出。
3．穿刺点选择视病情而定。少量腹水行诊断性穿刺，应让病人先侧卧于拟穿刺侧，约5min，急腹症时，穿刺点宜选择在压痛点及紧张最明显的部位。

4．放液不可过快、过多，特别是肝硬化病人，一般每次不超过300ml，一次放液量过多，可导致水盐代谢失调、大量蛋白丢失并诱发肝性脑病。

5．有肝性脑病先兆、结核性腹膜炎腹腔内广泛粘连、包虫病或巨大卵巢囊肿者禁忌穿刺。

6．放腹水时若流出不畅，可将穿刺针稍做移动或变换体位。

【注意事项】

在本项目学习中注意结合助理医师资格考试的评分标准。

（武星汝）

项目十四　骨髓穿刺术

骨髓穿刺术（bone marrow puncture）是采取骨髓液的一种常用诊断技术。骨髓液检查的内容包括细胞学、寄生虫和细菌学检查等，以协助诊断、观察疗效及判断预后。

【目的和要求】

熟悉骨髓穿刺术的方法和步骤，骨髓穿刺术的注意事项。

【物品准备】

骨髓穿刺包、麻醉剂（2%利多卡因1支）、聚维酮碘棉球、无菌棉签、无菌手套、5ml和50ml注射器各1个、无菌纱布、载玻片、洞巾、胶布等。

【方法内容】

1. 选择穿刺部位　①髂前上棘穿刺点，位于髂前上棘后1～2cm，此部位骨面较平，易于固定，操作方便；②髂后上棘穿刺点，位于骶椎两侧，臀部上方突出的部位；③胸骨穿刺点，在胸骨柄或胸骨体相当于第1、2肋间隙的位置，胸骨较薄（约为1.0 cm），胸骨后为心房和大血管，严防穿通胸骨发生意外。但由于胸骨骨髓液含量丰富，当其他部位穿刺失败时，仍需做胸骨穿刺；④腰椎棘突穿刺点，位于腰椎棘突突出处。

2. 胸骨或髂前上棘穿刺时取仰卧位；行髂后上棘穿刺时应取侧卧位；棘突穿刺时，可取坐位或侧卧位。

3. 常规消毒局部皮肤，术者戴无菌手套，铺无菌洞巾，用1%～2%普鲁卡因（先做皮试）或2%利多卡因做皮肤、皮下及骨膜麻醉。

4. 将骨髓穿刺针的固定器固定在适当的长度上（髂骨穿刺约1.5cm，胸骨穿刺约1.0cm），用左手的拇指和示指固定穿刺部位，右手持针向骨面垂直刺入（若为胸骨穿刺，则应与骨面成30°～40°角），当针尖接触骨质后，则将穿刺针左右旋转，向前推进缓缓钻刺骨质，当感到阻力消失且穿刺针已能固定在骨内时，表示已进入骨髓腔。若穿刺针不固定，则应再钻入少许达到能够固定为止。

5. 拔出针芯，接上干燥的10ml或20ml注射器，用适当的力量抽吸，若针头确在骨髓腔内，当抽吸时病人感到有一种轻微锐痛，随即便有少量红色骨髓液进入注射器中。骨髓液吸取量以0.1～0.2ml为宜，即注射器内见到骨髓液即停止抽吸。若用力过猛或抽吸过多，则会导致骨髓稀释。如做骨髓液细菌培养，需在留取骨髓液计数和涂片标本后，再抽取1～2ml。

6. 将抽取的骨髓液滴于载玻片上，急速做有核细胞及涂片数张，以备做形态学检查。

7. 如未能吸出骨髓液，则可能是针腔堵塞或干抽，此时应重新插上针芯。稍加旋转或再钻入少许，拔出针芯，如见针芯带有血迹时，再行抽吸即可取得骨髓液。

8. 抽吸完毕，左手取无菌纱布置于针孔处，右手将穿刺针一起拔出，将纱布盖于针孔上，并按压1～2min，再用胶布将纱布加压固定。

【注意事项】

1．术前应做出、凝血时间检查，有出血倾向者于操作时应特别注意，对血友病病人禁止做骨髓穿刺。

2．注射器与穿刺针必须干燥，以免发生溶血。

3．穿刺针头进入骨质后避免摆动过大，以免折断；胸骨穿刺用力不可过猛，以防穿透内侧骨板。

4．抽吸液量如为做细胞形态学检查则不宜超过 0.2ml，否则会导致骨髓液稀释，影响增生度的判断，细胞计数及分类的结果，如做细菌培养，应首先抽吸供形态学检查标本，再抽取 1～2ml。

5．骨髓液取出后应立即涂片，否则会很快发生凝固，使涂片失败。

6．用普鲁卡因麻醉前，需做皮试。

7．本项目助理执业医师资格考试不考。

（武星汝）

项目十五 腰椎穿刺术

腰椎穿刺术（lumbar puncture）常用于检查脑脊液的性质，对诊断脑炎、脑膜炎、脑血管病变、脑瘤等有重要意义；亦可测定颅内压力，了解蛛网膜下隙是否阻塞，施行脊髓腔或脑室造影，有时用于鞘内注射药物治疗等。

【目的要求】
1．熟悉腰椎穿刺术的方法和步骤。
2．熟悉腰椎穿刺术的注意事项。

【物品准备】
腰椎穿刺包、麻醉剂（2%利多卡因1支）、聚维酮碘棉球、无菌棉签、无菌手套、5ml注射器2个、脑压表、无菌纱布、洞巾、胶布等。

【设备用品】
1．嘱病人侧卧于硬板床上，背部与床板垂直，头向前胸屈曲，两手抱膝使其紧贴腹部，使躯干呈弓形；或由助手在术者对面用一手挽住病人头部，另一手挽住两下肢过腘窝处并用力抱紧，使脊椎尽量后突以增宽脊椎间隙，便于进针。

2．穿刺点一般以髂后上棘连线与后正中线的交会处（为第3～4腰椎棘突间隙）最适宜，有时也可在上一或下一腰间隙进行。

3．常规消毒皮肤，戴无菌手套、铺洞巾，用1%～2%普鲁卡因（先做皮试）或2%利多卡因自皮肤到椎间韧带做局部麻醉，抽吸后注药以防注入血管内。

4．术者用左手固定穿刺点皮肤，右手持穿刺针以与脊柱垂直的方向缓慢刺入，成人进针深度为4～6cm，儿童则为2～4cm。当针头穿过韧带与硬脑膜时，可感到阻力突然消失。此时可将针芯慢慢抽出（严防脑脊液迅速流出），即可见脑脊液流出。若无脑脊液流出，轻轻捻动穿刺针柄或稍改变方向及深度即可。

5．在放液前先接上测压器测量压力，正常侧卧位脑脊液的压力为0.69～1.76 kPa（70～180mmH$_2$O）或40～50滴/分。若欲了解蛛网膜下腔有无阻塞，可做动力试验（Queckensted test）。即在测定初压后，由助手压迫一侧颈静脉，10s，正常时脑脊液压力立即上升1倍左右，解除压力后10～20s又迅速降至原来水平，称为该侧动力试验阳性，表示蛛网膜下隙通畅。若压迫颈静脉后，不能使脑脊液压力上升，则为动力试验阴性，表示蛛网膜下隙完全阻塞，若压迫后压力缓慢上升，放松后又缓慢下降，则该动力试验也为阴性，表示该侧有不完全性阻塞。当脑出血或颅内压明显增高时，禁做此试验，并不宜放液，仅将测压管中的脑脊液送检。

6．移去测压器，收集脑脊液2～5ml送检。如需做培养时，应采用无菌操作法留标本。

7．检查完毕，将针芯插入，并一起拔出穿刺针，局部按压1～2min覆盖消毒纱布，用胶布固定。

8．术后病人应去枕平卧4～6h以免引起术后头痛。

【**注意事项**】

1. 严格掌握禁忌证，下列情况禁忌穿刺：颅内明显增高；病人处于休克、衰竭或濒危状态；穿刺局部皮肤有炎症、颅后窝有占位性病变或伴有脑干症状者。

2. 凡疑有颅内压升高者必须做眼底检查，如有明显视神经乳头水肿或有脑疝先兆者，禁忌穿刺。必要时先行脱水疗法，降低颅内压后，再做腰椎穿刺术，以免发生脑疝。

3. 针头刺入皮下组织后进针要缓慢，以免用力过猛时刺伤马尾神经或血管，以致产生下肢疼痛或使脑脊液混入血液影响结果的判断。如系外伤出血，须待 5~7 天后重新检查。

4. 鞘内给药时，应先放出等量脑脊液，然后再注入药物。

5. 执业助理医师资格考试不考本项目内容。

（武星汝）

第四篇 实验诊断

项目十六 血液分析仪的使用及结果分析

子项目一 三分群型血液分析仪的使用及结果分析

【目的要求】 掌握三分群型血液分析仪（hematology analyzer）的实验方法、结果分析及参数的临床应用。

【设备用品】

仪器 全自动或半自动三分群血液分析仪。

试剂 血液分析仪配套试剂如稀释液、溶血剂、清洗液；全血质控物。

标本 $EDTA-K_2$ 抗凝静脉血或外周血。

【方法内容】

（一）标本准备

1. 抗凝静脉血 $EDTA-K_2$ 抗凝静脉血适合各类血液分析仪。

2. 外周血 适合预稀释半自动血液分析仪或婴幼儿采血，将血液加入定量稀释液的测量杯中，严格掌握溶血剂用量及溶血时间，尽快测定分析。另推制一张外周血涂片备用。

（二）准备仪器

1. 开机前准备 按仪器说明检查稀释液、溶血液和废液瓶等装置的连接和通讯接口。

2. 开启电源 仪器开始自检过程。

3. 检测空白本底 自检通过后，仪器自动或手动充液进行空白本底测试，空白测试符合仪器说明书的要求后进行下一步操作。

（三）测定质控物

使用仪器配套的高、中、低值全血质控物测试仪器，其结果应在质控物所标示靶值的 ±2SD 之内。质控物测定结果要记录于专用登记本上。如果仪器有质控功能，根据操作的菜单提示在质控子菜单下测定质控物，结果将自动记录于质控文件内，并绘出质控图。

（四）测定血液标本

充分混匀血液标本或预稀释样品，按进样键，仪器吸样后自动完成各项测试，屏幕显示并打印出各项参数、直方图和报警（符号或文字）。

（五）结果报告

1. 参数 ①白细胞参数包括 WBC 总数、大、中、小三群细胞的百分比和绝对值。②红细胞参数比较多，包括红细胞、血红蛋白的各类定量参数。③血小板参数由数量、体积等（图 4-16-1）。

2. 直方图 RBC、WBC 和 PLT 直方图。

3. 报警 如果标本有异常，包括数量、分类以及仪器故障，报告单上会有相应符号或

项目十六 血液分析仪的使用及结果分析

"旗语",参阅每台仪器的说明书。

【血常规-三分类】　　　门/住号：　　　费别：　　　标本编号：

姓　名：

性　别：　　　科室：　　　诊断：　　　样本类型：全血

年　龄：　　　床号：　　　备注：

代码	项目名称	结果	单位	代码	项目名称	结果	单位
WBC	白细胞数目	7.8	10^9/L	MCHC	平均红细胞血红蛋白浓度	24	g/L
LY	淋巴细胞数目	0.7	10^9/L	RDW-CV	红细胞分布宽度变异系数	12.2	%
MID	中间细胞数目	0.4	10^9/L	RDW-SD	红细胞分布宽度标准差	36.7	fl
GR	中性粒细胞数目	6.9	10^9/L	PLT	血小板数目	371	10^9/L
LY%	淋巴细胞百分比	8.8	%	MPV	血小板平均容积	7	fl
MID%	中间细胞百分比	5.3	%	PDW	血小板分布宽度	15.5	fl
GR%	中性粒细胞百分比	91.5	%	PCT	血小板压积	0.241	%
RBC	红细胞数目	7.14	10^{12}/L				
HGB	血红蛋白	179	g/L				
HCT	血细胞比容	6.12	10^9/L				
MCV	平均红细胞体积	72.6	fl				
MCH	平均红细胞血红蛋白含量	24.4	pg				

送检医生：　　　检验日期：　　　报告日期：　　　检验者：　　　复核者：

图 4-16-1　三分群血细胞分析仪报告单

【注意事项】

（一）环境要求

血液分析仪属高精度设备,室内温度应保持在 15 ~ 25℃,相对湿度应 < 80%。防止电磁波干扰,不能使用磁饱和稳压器,仪器应有良好的接地装置。

（二）抗凝剂

使用 ICSH 推荐的 EDTA-K_2,抗凝剂终浓度为 1.5 ~ 2.2 mg/ml。不能使用肝素抗凝剂,肝素影响白细胞和血小板的测定。

（三）采血要求

操作顺利,抗凝迅速而且完全,标本中不能有小凝块和纤维蛋白丝。特别是使用末梢血,血液的采集和稀释过程是影响数据准确性的重要因素。

（四）特殊标本

肝病病人和新生儿的红细胞对溶血剂有很强的抵抗作用,可导致白细胞计数结果的假性偏高和血红蛋白测定结果的假性偏低。有些白血病当白细胞数量过多时应校正 RBC 测定值，同时过多的白细胞也会干扰血红蛋白测定的光密度。

（五）稀释液、溶血液

最好使用与仪器型号对应的原装试剂，兼容试剂使用前要进行对照试验，所有试剂一定要在有效期内使用。

（六）测试要求

标本应于 4h 内在血液分析仪上测试完毕，最长不宜超过 6h，其间血液标本置于室温，不宜在冰箱保存。测定过程中仪器有故障报警时应查找原因，消除警告，重新测试。有提示信息要注意分析提示内容，具体分析所测数据是否可用。试剂废液桶要低于仪器，以免废液返流到真空管中，损坏设备。

（七）仪器要求

血液分析仪的型号众多，原理、试剂、操作过程及要求不尽相同，要熟悉仪器性能，严格按照操作手册进行操作和维护、保养。新安装的或维修过的旧仪器一定要进行校准和性能评价后才可用于临床样本分析。

（八）质量控制要求

血液分析仪一旦出现问题将可能造成整批错误，因此必须进行室内质量控制和参加室间质评活动。

子项目二　五分类型血液分析仪的使用及结果分析

【目的要求】

掌握五分类型血液分析仪的实验方法、结果分析及参数的临床应用。

【设备与用品】

仪器　全自动五分类型血液分析仪。

试剂　血液分析仪配套试剂如稀释液、溶血剂、清洗液；全血质控物。

标本　EDTA-K_2 抗凝静脉血或外周血。

【方法内容】

1．熟悉使用方法　阅读说明书，熟悉仪器的正确使用方法，检查稀释液、溶血液和废液瓶等装置的连接和通讯接口。

2．开启电源　仪器开始自检过程。

3．检测空白本底　自检通过后仪器自动或手动充液进行空白本底测试，空白测试符合仪器说明书的要求后进行下一步操作。

4．测定质控物　使用仪器配套的高、中、低值全血质控物测试仪器，其结果应在质控物所标示靶值的 ±2SD 之内，结果将自动记录于质控文件内，并绘出质控图。

5．测定血液标本　充分混匀抗凝血液标本，按进样键，仪器吸样后自动完成各项测试，屏幕显示并打印出各项参数、图形（直方图和散点图）和报警（符号或文字）。

6．报告结果　五分类血液分析仪的报告结果内容更加丰富，白细胞分类图形显示为更直观的散点图，有些仪器还能显示网织红细胞参数和分类图形（图 4-16-2）。

项目十六　血液分析仪的使用及结果分析

×××××医院血常规检验报告单

标本号：

姓名：		病人类型：		床号：		检验日期：	
性别：	男	住院号：		费别：		标本类型：全血	
年龄：		科室：		诊断：		备注：	

代号	项目	结果	单位	参考值	代号	项目	结果	单位	参考值
WBC	白细胞	5.3	10^9/L	4～10	RDW-CV	红细胞分布宽度-CV	11.6	10^9/L	10.9～15.4
RBC	红细胞	4.76	10^{12}/L	3.5～5.5	RDW-SD	红细胞分布宽度-SD	39.3	%	37～54
HGB	血红蛋白	155	g/L	110～160	PDW	血小板分布宽度	10.1	fl	9～17
HCT	血细胞比容	45.3	%	36～50	MPV	平均血小板体积	9.1	fl	9～13
MCY	红细胞平均体积	91.6	fL	82～100	PCT	血小板压积	0.2	%	0.17～0.35
MCH	平均血红蛋白量	29.3	pg	26～32	P-LCR	大型血小板比率	19.1	%	13～43
MCHC	平均血红蛋白浓度	336	g/L	320～360					
PLT	血小板	264	10^9/L	100～300					
LYMPHP	淋巴细胞比率	33.5	%	20～40					
NEUTP	中性细胞比率	59.6	%	50～70					
MONOP	单核细胞比率	6.3	%	3～8					
EOP	嗜酸性粒细胞比率	3.2	%	0.5～5					
BASOP	嗜碱性粒细胞比率	0.1	%	0～1					
LYMPHN	淋巴细胞数	2.66	10^9/L	0.8～4					
NEUT	中性细胞数	4.19							
MONON	单核细胞	0.67	10^9/L	0～0.8					

送检医生　　　送检日期　　　　报告日期

图 4-16-2　五分类血细胞分析仪报告单

【注意事项】

同三分群型血液分析仪。

（葛付超）

项目十七 尿液检查

子项目一 干化学试带法尿液检查

【目的要求】掌握尿液检查干化学试带（dry chemistry examination of urine test strips）的实验方法和使用注意事项。

【设备用品】
一次性尿杯；洁净试管；单项和多联尿液干化学试带；新鲜尿液标本 10ml。

【方法内容】
1. 混匀尿液　尿液标本充分混合，置于试管中。
2. 浸湿试带　将干化学试带完全浸入尿液 1～2s，立即取出。
3. 沥去多余尿液　沿试管壁将试带上多余尿液沥除干净，必要时用滤纸吸去。
4. 比色与分析
(1) 目视比色：与配套的尿液干化学试带标准色板目视比色，判定定性或半定量结果。
(2) 干化学尿液分析仪分析：多联试带也可用干化学尿液分析仪自动分析结果。
5. 报告方式　根据检测结果如实报告。

【参考值】正常饮食情况下，干化学试带法分析尿液结果参考值见表 4-17-1。

表4-17-1 尿液干化学试带法分析结果参考值

项目	参考值	项目	参考值
酸碱度（pH）	5～7	尿胆红素（BIL）	阴性
尿比密（SG）	1.015～1.025	尿胆原（URO）	阴性
尿蛋白质（PRO）	阴性	尿白细胞（LEU）	阴性
尿葡萄糖（GLU）	阴性	尿红细胞（RBC）或血红蛋白（Hb）	阴性
尿酮体（KET）	阴性	尿维生素 C（VitC）	20～100mg/L
尿亚硝酸盐（NIT）	阴性		

【注意事项】

(一) 熟悉试带特性

必须了解所用试带各模块反应原理、药物干扰以及参考范围等，掌握试带检测每一成分的敏感度和特异性。很多中间环节和干扰因素都可影响颜色变化而导致假阳性或假阴性。

(二) 注意试带保存条件

尿试带应根据厂家推荐的条件（如温度、暗处等）保存，在有效期内使用。不应将试带放在直射光下照射。或暴露在潮湿环境中，应保存在厂商提供的容器中，不可更换保存容器。

（三）规范操作

1. 试带从冷藏冰箱中拿出后，待平衡至室温再打开盛装的筒盖。一次只取所需要量的试带，并应立即将瓶盖盖好。多余试带不得放回原容器中，更不应该合并各瓶的试带。

2. 试带与尿液的反应时间需严格遵循产品说明书的规定，操作中注意切勿触摸试带上的反应检测模块。

3. 试带浸入尿液标本的时间应在 1～2s，所有试剂模块，包括空白和参比模块，要全部渗入尿液中，试带上过多的尿液标本应去除干净。

子项目二　尿液干化学分析仪检查

【目的要求】 掌握尿液干化学分析仪（dry chemistry urine analyzer）的实验方法。

【设备与用品】

（一）实验器材

1. 试带进样装置　承接和转输多联试纸条进检测区。
2. 光学系统
  （1）光源：提供特定波长的光源如发光二极管（light emitting diode，LED）。
  （2）光电检测器：检测多联试纸条模块反射光。
3. 模块扫描机构　依次扫描各个反应模块。
4. 模拟数字转换器　将光电检测信号转换、输入微处理器。
5. 微处理器　与空白和参比模块系统比较，处理和校正检测信号。
6. 打印输出系统　输出、贮存和打印各尿液化学成分的检测结果。

（二）实验试剂

1. 人工尿质控液（低浓度和高浓度各1份）　商品试剂盒或自己配制（表4-17-2，表4-17-3）。

表4-17-2　尿干化学分析质控液的配制表

加入成分	低值质控液		高值质控液		阴性质控液	
	加入量	含量（g/L）	加入量	含量（g/L）	加入量	含量（g/L）
氯化钠（AR级，下同）	5.0g	5.0	10.0g	10.0	5.0g	5.0
尿素	5.0g	5.0	10.0g	10.0	5.0g	5.0
肌酐	0.5g	0.5	0.5g	0.5	—	0
葡萄糖	3.0g	3.0	15.0g	15.0	—	0
丙酮	—	0	2ml	1.6	—	0
氯仿	5ml	5ml	5ml	5ml	—	—
30%牛血清白蛋白	5.0ml	1.5	35ml	10	—	0
正常全血（血红蛋白130～150g/L）	—	0	0.1ml	0.013～0.015	—	0
蒸馏水加至	1000ml		1000ml		1000ml	

表4-17-3 尿化学质控液的预期值

测试项目	低值质控液	高值质控液	阴性质控液
pH	6	6	6
蛋白质	++	+++	−
葡萄糖	+	+++	−
酮体	−	+	−
比密	1.006	1.020	−
隐血	−	+~++	−

2．尿液干化学试带。

3．质控试带。

（三）**实验标本** 新鲜尿液标本10ml。

【方法内容】

1．开启电源 仪器开始自检过程，自检无误后进入测试状态。

2．检测质控试纸条 将专用质控试带置于仪器检测槽内，启动测试键，待仪器打印出质控试带测试结果，显示与定值结果吻合后，取回质控试带保存。

3．浸湿试带 将多联尿液干化学试带完全浸入尿液1~2s，然后立即取出。

4．沥去多余尿液 沿试管壁将试带上多余尿液沥除干净，必要时用滤纸吸去。

5．检测标本试带 将尿液标本试带置于仪器检测槽内，启动测试键，仪器完成扫描试剂模块过程，打印出结果。

6．报告方式 仪器打印的结果报告单一般分两列，一列为定性结果，另一列为半定量结果，内容同尿液干化学试带法检查。

【参考值】同尿液干化学试带法检查。

【注意事项】

1．测试环境要求 仪器的最佳工作温度在20~25℃，尿液标本和试带也应维持在这个温度范围内。

2．标本要求 使用一次性洁净尿液取样杯，防止非尿液成分混入。标本留取后，应在1h内完成测试，测试前要充分混匀尿液。

3．仪器保养 保持仪器试纸条检测槽的清洁和无尿渍污物存留。保证测试光路无污物和灰尘阻挡。

4．使用质控尿液 每天使用"高值"和"低值"两种浓度的质控尿液进行一次仪器测试，质控尿液任一模块的测定结果与"靶值"允许有1个定性等级的差异，超过此范围为失控。

5．仪器校准

（1）开机校正：部分仪器开机后虽会自动校正，但仍应每天坚持将仪器随机所带的校正带进行测定，观察测定结果与校正带标示结果是否一致，只有完全一致才能证明该仪器处于正常运转状态。

（2）检查仪器和多联试带的精确性：取人工尿质控液（"高值"和"低值"两种浓度各1份）和自然尿标本（正常尿和异常尿各1份），连续检测20次，观察每份标本每次检测是否在靶值允许的范围内（一般每次检测最多相差一个定性等级）。

（3）评价特异性（Sp）和敏感性（S）：将尿液干化学分析仪和传统显微镜及尿液理化

检查结果进行对比，以传统法为基准，计算仪器检测的 S 和 Sp。S= 真阳性数 /(真阳性数 + 假阳性数)；Sp = 真阴性数 /(真阴性数 + 假阴性数)。

子项目三　不染色显微镜检查法

【目的要求】　掌握尿液有形成分不染色显微镜检查（microscopic examination of non-staining formed elements in urine）法。

【设备用品】

刻度离心管，水平式离心机，滴管、胶吸头、载玻片、盖玻片、小镊子，显微镜，尿液有形成分定量计数板，新鲜尿液。

【方法内容】

（一）直接涂片法

仅适用于尿外观明显浑浊者。

1．混匀尿液　充分混匀尿液标本。

2．制备涂片　取混匀的尿液 1 滴于载玻片上，用小镊子轻轻加上盖玻片，注意防止产生气泡。

3．观察、计数有形成分　①先用低倍镜（10×10 倍）视野观察全片细胞、管型及结晶等有形成分的分布情况，再用高倍镜（10×40 倍）视野确认。②确认后的管型在低倍镜下计数，至少计数 20 个视野；确认后的细胞在高倍镜至少观察计数 10 个视野；结晶按高倍镜视野中分布面积估计量；计数时同时注意细胞的形态、完整性，还要注意有无其他异常巨大细胞、寄生虫卵、滴虫、细菌和黏液丝等。

（二）离心浓缩涂片法

常用，适用于外观浑浊和不浑浊尿液，尤其后者。

1．混匀尿液　充分混匀尿液标本。

2．离心沉淀有形成分　吸取混匀尿液 10ml 置刻度离心管内，在相对离心力（RCF）为 400g 的条件下离心 5min（若水平式离心机，离心半径为 16cm 时，转速为 1 500r/min）。

3．弃去上清液　用滴管吸去离心管内上清液（特制离心管可一次性倾倒弃去上清液），留管底含有形成分的尿沉渣 0.2ml。

4．制备涂片　混匀尿沉渣，取 1 滴（约 50μl）于载玻片上，用小镊子加盖玻片，防止产生气泡。

5．观察、计数有形成分　同未离心直接涂片法（图 4-17-1，4-17-2，4-17-3，表 4-17-4，4-17-5，4-17-6）。

表4-17-4　尿中红细胞及类似沉淀物鉴别

鉴别内容	红细胞	真菌	脂肪球	球形草酸钙结晶
形态	淡红色，圆盘状	无色，椭圆形	无色，正圆形	圆或椭圆形
折光性	弱	强	强	强
大小	一致	不一致	明显不一致	不一致
排列	无规律	芽状，单个或链状	散在	常与典型信封样草酸钙结晶并存
加蒸馏水*	破坏	不破坏	不破坏	不破坏
化学试验	潜血试验（+）	潜血试验（-）	苏丹Ⅲ染色（+）	潜血试验（-）

*加 5 倍量以上，与尿液混匀振荡 15min，再离心沉淀镜检观察

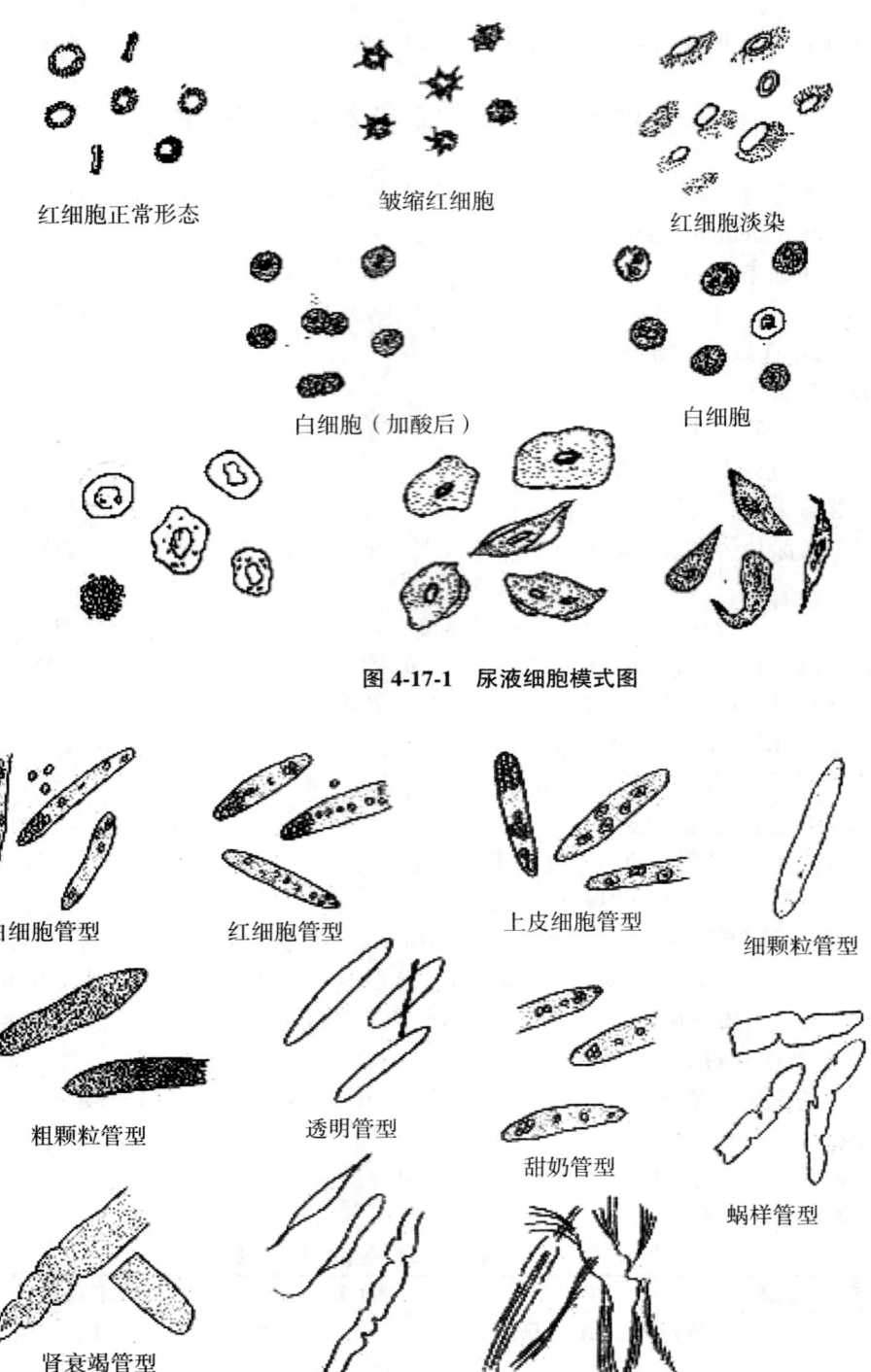

图 4-17-1 尿液细胞模式图

图 4-17-2 尿液管型模式图

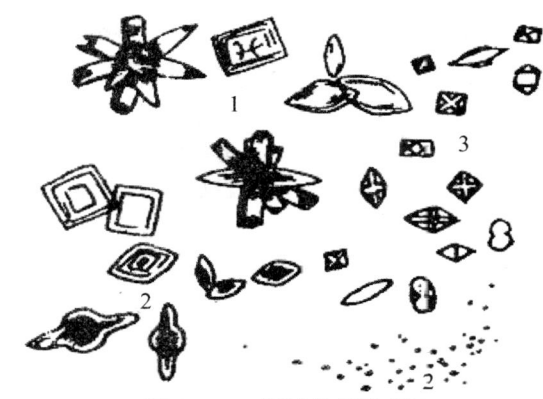

图 4-17-3　尿液结晶模式图

表4-17-5　尿中白细胞、肾小管上皮细胞、底层移行上皮细胞鉴别

鉴别内容	白细胞	肾小球上皮细胞	底层移行上皮细胞
大小	10～14μm	比白细胞略大1/3	比肾小管上皮细胞略圆或卵圆形、多边形或不规则形
形态	圆形、脓细胞时边缘不整	多边形可不规则形	圆或卵圆形
核形	分叶形、加酸后明显结构紧密	核大、圆形，结构细致，染色后明显	圆形稍大，结构细微，染色后明显
胞质颗粒	胞质多，脓细胞中可有多种颗粒	胞质少，胞质可含不规则颗粒、脂肪滴等，偶见含铁血黄素颗粒	胞质稍多，一般无颗粒
过氧化物酶	中性粒细胞呈阳性	阴性	阴性
其他	常见于炎症	可见于肾实质损害	偶见于炎症

表4-17-6　尿中红细胞、白细胞和上皮细胞三种细胞管型的鉴别

鉴别内容	红细胞管型	白细胞管型	上皮细胞管型
颜色	淡黄或微褐色	无色可灰白色	无色或灰白色
大小（μm）	7～9	10～14	13～18
核形	无核	分叶形核	类圆形核
加10%乙酸	红细胞溶解	白细胞不溶，核形更清晰	上皮细胞不溶，核形更清晰
过氧化物酶	阴性	阳性	阴性
背景细胞	可见散在的红细胞	可见散在的白细胞	可见散在的上皮细胞

3．报告方式

（1）直接涂片法和离心浓缩涂片法（注明标本是否离心）

细胞：最低个数～最高个数/高倍视野（HP）或平均值/HP

管型：最低个数～最高个数/低倍视野（LP）或平均值/LP

结晶：按所占视野面积报告：（−）表示无结晶
　　　　　　　　　　　　　（＋）表示结晶占 1/4 视野
　　　　　　　　　　　　　（＋＋）表示结晶占 2/4 视野
　　　　　　　　　　　　　（＋＋＋）表示结晶占 3/4 视野
　　　　　　　　　　　　　（＋＋＋＋）表示结晶满视野

其他有形成分：报告中描述。
（2）尿液有形成分定量计数板法。
细胞、管型：个数/μl。
结晶：同涂片法。
其他有形成分：报告中描述。
【参考值】尿液有形成分显微镜检查参考值见表 4-17-7。

表4-17-7　尿液主要有形成分参考值

方法	红细胞	白细胞	管型	上皮细胞	细菌和真菌
不离心直接涂片法	0～偶见/HP	0～3/HP	0～偶见/LP	少见	−
离心浓缩涂片法	0～3/HP	0～5/HP	0～偶见/LP	少见	−
离心后平均每高倍视野	0.4～1.0	0.6～2.1			−

【注意事项】
（一）尿液标本要求
1．采用新鲜中段尿测试：排尿后最好在 1h 之内完成检查，最长不能超过 2h。若必须延长时间要在标本中加入甲醛并冷藏，如尿液腐败，管型将被破坏，细胞发生溶解。
2．使尿液呈弱酸性（pH5.5）：可使用盐酸或乙酸调节。
3．尿液浑浊：用加热、加酸等方法消除因盐类的存在而造成的尿液浑浊。
4．不同的尿比密对有形成分有影响，因此检查前病人不宜大量饮水。
5．女性病人要防止阴道分泌物等混入尿液标本。

（二）显微镜观察方式
显微镜的使用应遵循先低倍镜观察有形成分分布情况，后用高倍镜仔细分辨的原则。按照标准化要求一定观察足够的视野范围，即检查细胞应观察 10 个高倍镜视野，检查管型应观察 20 个低倍镜视野。

（三）显微镜光线调节
不染色尿液标本的有形成分的分辨率和对比度较低，在进行普通光学显微镜观察时要采用稍弱的光线有利于形态识别，尤其像透明管型，如果亮度较大很容易漏掉。

（四）器材的要求
有条件情况下尽量使用标准化、规范化器材，如尿液有形成分定量计数板、标准刻度离心管、盖玻片等。

（五）操作方法的要求
尿液标本离心、涂片或充入定量计数板、镜检的条件应保持一致，以便具有相互的可比性。离心力和时间一定控制准确，离心后手持离心管 45°～90°倾去上层尿液。

（六）注意

对形态相似有形成分之间的鉴别。

（七）报告单的要求

报告单上应有尿液留取时间、标本收到时间及检测完成时间。

（葛付超　刘力君）

项目十八　粪便检查

子项目一　理学检查

【目的要求】　掌握粪便理学检查（physical examination of stool），包括颜色、性状等的方法及内容。

【实验标本】　新鲜粪便。

【方法内容】

（一）观察粪便

取新鲜粪便，仔细观察其颜色及性状。

（二）观察特殊成分

选择粪便异常部分，仔细观察有无黏液、寄生虫体等，必要时将粪便过滤再仔细检查有无寄生虫。

（三）报告方式

根据不同性状和颜色报告：如浅黄色圆柱状成形便、半成形、球形硬便、绿色非成形便、黄色或金黄色、灰白色黏液便、脓样黏液便、稀汁样便、米泔水样便、红色血样黏液便、棕色便等。

【参考值】　①成人：粪便呈黄褐色、成形或半成形，呈圆柱状，质软；②婴儿：粪便较稀软，呈黄色或金黄色；③无黏液及寄生虫虫体。

子项目二　粪便显微镜检查（直接涂片法）

【目的要求】　掌握粪便显微镜检查（microscopic examination of stool）直接涂片法，熟悉粪便中各种病理成分的形态特点。

【设备用品】

显微镜；竹签；载玻片；盖玻片；一次性标本容器；生理盐水；细胞染色用瑞氏染色液；脂肪染色用苏丹Ⅲ染色液；寄生虫卵染色液用Lugol碘液等；新鲜粪便。

【方法内容】

（一）制备涂片

取洁净载玻片加生理盐水1~2滴，用竹签挑取外观异常的粪便或不同部位多处取材，与生理盐水混合涂成薄片，面积应占玻片的2/3，厚度以能透视纸上字迹为适度，加盖玻片。

（二）显微镜观察

首先用低倍镜观察有无虫卵、原虫和食物残渣等，再换高倍镜观察细胞的情况并对其数量进行估计。观察由上至下，由左至右，避免重复。提倡多做几张涂片镜检以提高阳性率。各种成分的形态见表4-18-1、4-18-2，图4-18-1。

项目十八 粪便检查

表4-18-1 粪便细胞、食物残渣的形态特征

名　称	形态特征	鉴别方法
红细胞	有折光性双凹的圆盘状、草黄色，大小与血液中红细胞一致	与酵母菌鉴别：①加冰醋酸后，红细胞溶解而酵母菌不溶；②瑞氏染色
白细胞（粒细胞）	退化形态，肿胀、边缘不整齐或已破碎，核结构不清、胞质充满细小的颗粒，呈灰白色，常成堆出现	瑞氏染色
大吞噬细胞	直径＞20μm，大小不等，圆形、卵圆形或有伪足，胞核1~2个，含有吞噬的颗粒、细胞碎屑、细胞、细菌等	与上皮细胞鉴别：瑞氏染色
小吞噬细胞	由中性粒细胞吞噬细胞碎片等而成，比白细胞略大	与粒细胞鉴别：瑞氏染色
上皮细胞	卵圆形或短柱状、细胞较厚，结构模糊	
肌纤维	黄色，长方形，具有横纹或纵纹，两端椭圆	滴加乙酸可使结构清晰
淀粉颗粒	有同心性线纹状或不规则的条纹状、大小不等、呈圆形、椭圆形的颗粒	遇碘液后染成黑色，若部分水解时呈红褐色
脂肪颗粒	大小不等的圆形光亮小球，有折光	苏丹Ⅲ染色，呈黄色或橘红色。

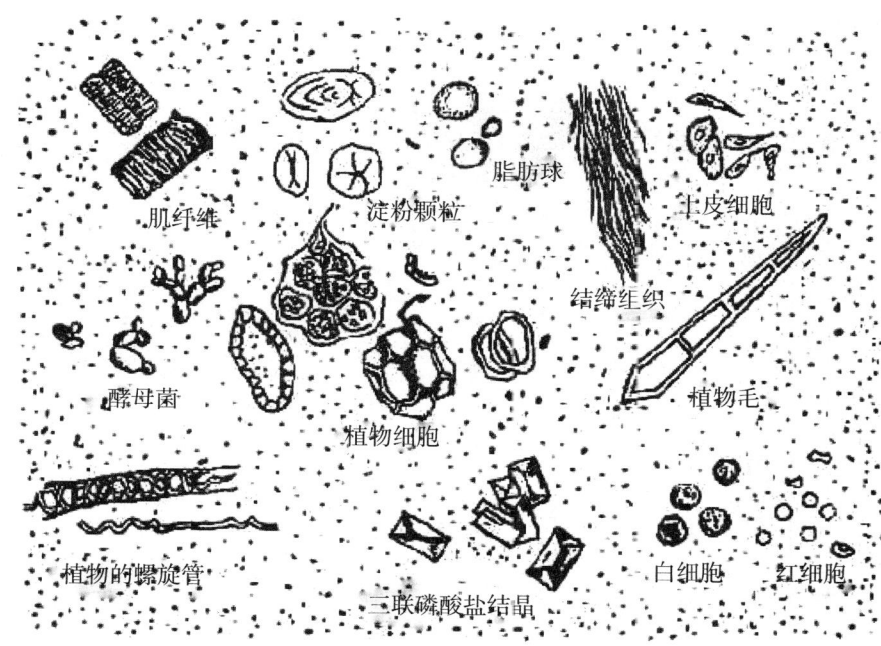

图 4-18-1 粪便在显微镜下所见的有形成分

（三）报告方式

见表 4-18-3。

1. 以低倍镜报告寄生虫虫卵、原虫和食物残渣等，如"见到某种虫卵""粪便中存在较多的植物细胞和纤维素"等。

2. 以每高倍视野所见最低值和最高值报告细胞。

表4-18-2 寄生人体常见蠕虫卵的鉴别

虫卵名称	大小（μm²）	形状	颜色	卵壳	卵盖	内含物
蛔虫卵（受精）	(45~75) × (35~50)	宽椭圆形	棕黄色	厚，外膜有锯齿状蛋白膜	无	1个卵细胞
蛔虫卵（未受精）	(88~94) × (39~44)	长椭圆形	棕黄色	较厚，蛋白膜较薄	无	大小不等屈光颗粒
钩虫卵	(56~60) × (36~40)	椭圆形	无色	很薄，壳与细胞间有透明带	无	分裂的卵细胞
鞭虫卵	(50~54) × (20~23)	纺锤形	黄褐色	厚	两端有透明栓	卵细胞
蛲虫卵	(50~60) × (20~30)	不对称椭圆形	无色	厚，一侧平，另一侧稍凸	无	幼虫
肝吸虫卵	(27~35) × (11~19)	电灯泡形或芝麻状	黄褐色	较厚，有肩峰，后端小突起	有	毛蚴
姜片虫卵	(130~140) × (80~85)	长椭圆形	淡黄色	薄	有，较小	1个卵细胞，20~40个卵黄细胞
日本血吸虫卵	(70~106) × (50~80)	椭圆形	淡黄色	薄，一侧有小突起，壳外有附着物	无	毛蚴
肺吸虫卵	(80~118) × (48~60)	宽椭圆形	金黄色	较厚，不均匀	卵盖明显	1个卵细胞，10多个卵黄细胞
猪带绦虫卵	31~43	圆形	黄褐色	厚（胚膜有放射状条纹）	无	六钩蚴

表4-18-3 粪便显微镜检查报告方式

视野中某种细胞数和寄生虫、虫卵数	报告方式
多个视野无发现	未见异常
观察多个视野仅见1个	偶见
有时不见，一个视野最多见到2~5个	0~5
6~10个/视野（占视野面积1/4）	6~15（+）
>10个/视野（占视野面积1/2）	16~40（++）
视野中均匀分布，难以计数（占视野面积1/3和以上）	50以上（+++~++++）

【参考值】 正常粪便中无红细胞，不见或偶见白细胞，无寄生虫卵，可见少量食物残渣。

【注意事项】

（一）制备涂片

1．多制备几张涂片以备做进一步的检查，寄生虫卵检查应涂厚片。

2．镜检时应盖上盖玻片，以免污染物镜。

（二）显微镜检查

显微镜检查目的是查找细胞、寄生虫和寄生虫卵等病理成分。看片必须遵循全片观察，由上至下，由左至右，避免重复，显微镜检查时至少每张涂片观察10个视野。寄生虫、虫卵检查用低倍镜观察，细胞检查要用高倍镜观察。

子项目三　粪便隐血试验

实训一　邻联甲苯胺法

【目的要求】

掌握粪便隐血试验（occult blood test，OBT）邻联甲苯胺法（ortho-tolidine）的方法及其评价。

【实验器材】

竹签、消毒棉签（滤纸或白瓷板）。

【实验试剂】

配制10g/L邻联甲苯胺冰乙酸溶液：取邻联甲苯胺1g，溶于冰乙酸及无水乙醇各50ml的混合液中，置棕色瓶内，保存于4℃冰箱，可用2~12个月，若变色，应重新配制；3%过氧化氢。

【实验标本】 新鲜粪便。

【实验方法】

（一）制备涂片

用竹签挑取少许粪便涂于消毒棉签（滤纸或白瓷板）上。

（二）滴加试剂

滴加 10g/L 邻联甲苯胺冰乙酸溶液及 3% 过氧化氢 1～2 滴于棉签（滤纸或白瓷板）标本上。

（三）结果判断

结果判断见表 4-18-4。

表 4-18-4 粪便隐血试验结果判断

结果判断	判断标准
阴性	加入试剂后 2min 仍不显色
阳性	加入试剂后 2min 内显蓝色
+	加入试剂 10s 后显浅蓝色渐变蓝色
++	加入试剂后显浅蓝褐色，且逐渐加深
+++	加入试剂后立即显蓝褐色
++++	加入试剂后立即显蓝黑褐色

（四）报告方式

粪便隐血试验（邻联甲苯胺法）：阴性或阳性。

实训二　单克隆抗体胶体金法

【目的要求】

熟悉隐血试验的单克隆抗体胶体金检测法。

【实验器材】

试管，载玻片。

【实验试剂】

商品试剂盒，蒸馏水。

【实验标本】

新鲜粪便。

【方法内容】

（一）制备粪便悬液

取洁净干燥的小试管加入 0.5ml 蒸馏水（或载玻片 1 张，滴加 2～3 滴蒸馏水），取粪便 10～50mg，调成均匀混悬液。

（二）浸试带

将试纸条的反应端浸入粪便混悬液中，5min 内观察纸条上有无颜色变化。

（三）结果判断

不同试剂盒方法有差异，应以所用试剂盒的操作说明要求为准。

1．反应线和质控线同时呈现红色为阳性。

2．只有质控线呈现红色为阴性。

3．反应线与质控线均不呈色为试带失效。

（四）报告方式

粪便隐血试验（单克隆抗体胶体金检测法）阴性或阳性。

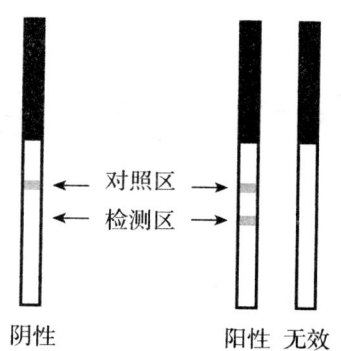

图 4-18-2　粪便隐血金标抗体检测法结果判断示意图

（五）粪便隐血试验胶体金检测结果

粪便隐血试验胶体金检测结果见图 4-18-2。

【参考值】　阴性。

【注意事项】

（一）器材

实验所用的器材用具要清洁、干净、无酸碱残留、无铁剂、血迹等污染。

（二）试剂

1. 化学法试剂　H_2O_2 最好新鲜配制，做标本检测时应做阴、阳性对照试验。
2. 金标试纸质量　如试纸渗透性差，粪液渗透不良，可造成假阴性。

（葛付超）

第五篇 X线诊断

项目十九 总 论

【目的要求】
1. 掌握X线的图像特点,如何观察X线片,不同灰阶所表示的意义;病变的分析要点。
2. 熟悉X线特性、自然对比、人工对比,CT、MRI的检查技术、图像特点及临床应用。
3. 了解传统X线片与数字X线的区别,CT、MRI的成像原理。

【设备用品】
多媒体实验室,影像诊断软件,影像检查胶片资料。

【内容方法】
(一)看片方法
注意检查时间、摄影体位和部位、摄影质量、看片顺序。

(二)X线的特性
1. 穿透性 X线波长很短,所以有很强的穿透能力,能穿透可见光不能穿透的物质,并且在穿透的过程中受到一定程度的吸收。穿透性的影响因素有两个:管电压和被穿透物体的密度或厚度。管电压越高,X线的波长越短,穿透性也越强;反之,管电压越低穿透性越弱。另一方面,被穿透物体的密度或厚度越大,吸收的X线越多,穿透得越少;反之,密度或厚度越小,吸收的X线越少,穿透得越多。穿透性是X线成像、检查的基础。

2. 荧光效应 X线肉眼不可见,但是可以激发一些荧光物质(如钨酸钙、硫化锌镉)感光而产生荧光,这种将肉眼不可见的X线转化为肉眼可见的荧光的过程称为荧光效应。荧光的强弱取决于激发荧光物质的X线的量,X线的量越多,则产生的荧光越强;反之,X线的量越少,产生的荧光越弱。此特性是透视检查的基础。

3. 摄影效应 X线和普通光线一样,能使摄影胶片感光。胶片上的溴化银接触X线后分解成银离子,经显影和定影处理,银离子被还原成银颗粒,并沉积于胶片上呈现黑色。未感光部分的溴化银在冲洗过程中从胶片上脱落而显出胶片片基的本色。溴化银分解的数量取决于其接触的X线的量,X线越多,溴化银分解也越多;X线越少则分解越少。此特性是X线摄片的基础。

4. 电离与生物效应 X线会使它通过物质的原子解离成正负离子,我们称之为电离效应。因此可以通过测量空气的电离程度来计算X线的量。X线通过人体组织器官时,产生电离作用,使生物大分子电离,继而细胞和体液产生一系列生物物理和生物化学的改变,称为生物效应。这些改变可以使细胞的生长受到阻碍或者破坏,这是放射治疗与放射防护的基础。临床应用见表5-19-1。

表5-19-1　X线特性的临床应用

特性	临床应用
穿透性	X线成像的基础
荧光效应	X线透视的基础
摄影效应	X线摄片的基础
电离和生物效应	放射治疗与放射防护的基础

（三）成像基本原理

X线之所以能形成影像，一个方面是基于X线的特性，即其穿透性、荧光效应和摄影效应；另一方面基于人体组织信息即密度和厚度的差别，正是由于这种差别，同样的X线在穿过人体之后，被吸收的程度不同，到达胶片或荧光板时才会出现差异，最终形成黑白明暗对比的影像。

因此，影像的形成有三个基本条件：第一，穿透，即X线需要穿过被检查的部位，这是成像的基础；第二，差异，即被穿透的部位必须存在密度或者厚度上的不同，只有这样，X线在穿过之后的差异才会产生影像上的对比；第三，成像手段，穿过人体之后，携带人体组织信息的X线肉眼不可见，需要一些成像手段把它显示出来，例如荧光板或胶片。

正常人体各组织器官的密度、厚度各不相同，密度高、厚度大的吸收X线多，穿过去的少；密度低，厚度小的吸收X线少，穿过去的多，剩余的X线就形成不同的影像密度。正常人体组织密度的高低与影像密度的关系见表5-19-2。

表5-19-2　人体组织密度与影像密度的关系

人体组织	密度	影像密度	
		摄片	透视
骨骼，钙化灶	高	白	黑
软组织、液体	中	灰白	较暗
脂肪	较低	灰黑	较亮
气体	低	黑	亮

人体组织自然存在的密度差别就称为自然对比。对于缺乏自然对比的组织或器官，可以人为地引入密度高于或低于周围组织的物质，使之产生对比，这种对比称为人工对比，这种方法称为造影检查，引入的这种物质称为造影剂。

（四）X线诊断原则

是以客观显示的影像为基础，分辨正常与异常，判断有无病变。发现病变时，应进一步确定其部位、范围和性质，然后结合临床和其他检查做出诊断。因此，必须遵循以下原则：①掌握各种X线检查方法的成像原理及对有关疾病的诊断价值，便于判定所显示影像的诊断意义；②应用解剖学、生理学、病理学和临床医学基础知识，判定是正常还是病理影像，并通过影像特点解释其形态学的病理意义，推测病变性质；③熟悉各系统基本病变及各种疾病整个演变过程的X线表现；④掌握和运用临床知识，将X线检查所发现的改变密切结合临床病史、症状、体征及其他各种检查结果，进行全面分析推理，从而达到正确诊断的目的。

（五）X线诊断步骤

为做出正确的X线诊断，除遵守诊断原则外，必须按一定程序，全面系统地分析，重视每个细节，才不至于遗漏X线征象造成误漏诊。具体的诊断步骤是：

1．分析诊断 X线照片质量，观察照片时，首先应核对X线号及检查部位等有无失误，然后分析照片条件及摄影体位是否正确，除外人为伪影，最后判断照片能否满足X线诊断的需要。对不合格的照片坚持重新检查，决不能勉强诊断。

2．按顺序全面系统观察 对能满足诊断需要的X线照片，应按一定顺序，全面系统地进行观察分析，X线照片上所显示的解剖部位和主要、次要的X线征象都不能遗漏。例如，观察胸片时，应由胸廓、肋骨、脊柱、胸骨、气管、纵隔、心脏与大血管、肺野与肺门、膈及胸膜等顺序进行。在观察时，应从肺尖到肺底，从肺门到肺周，由左向右或由右向左依次进行，对肺尖及锁骨、肩胛骨等掩盖的部位应特别留意。在分析骨关节照片时，依次观察骨骼、关节及软组织。分析骨骼时，应注意骨皮质、骨松质及骨髓腔等。否则，容易被某一注目病变阴影所吸引，忽略了更有诊断意义的其他征象。对解剖对称的部位应两侧对比观察，有利于发现异常。

3．对异常X线影像的观察 异常影像的观察应注意病变影像所在的解剖部位与分布、数目与大小、形态与边缘、密度与结构和器官本身及邻近组织器官的功能改变等。这些征象的X线表现是推断异常阴影病理性质的依据。在分析判定时，找出有关键意义的征象，做出初步的X线诊断。

4．结合临床确立X线诊断 X线诊断是否正确，还要借助临床各种资料和其他检查结果加以验证。临床资料中的年龄、性别、职业、生活史、症状体征、病情变化、治疗反映及其他重要检查等，对确定X线诊断均具有重要意义，有时起关键性作用，如相互吻合则诊断确定性就大，可确立X线诊断，如有矛盾时，应全面复查，分析原因，慎重考虑诊断。如系摄片复查，坚持按顺序对比观察。复查片应和以往的X线照片及其他影像学检查结果，由近及远地对比观察，也可按X线照片、CT片及MRI片的顺序进行分析，可为诊断提供更多依据，对诊断有重要价值。

（潘炳灿）

项目二十 呼吸系统：正常影像表现与基本病变

【目的要求】
1. 掌握呼吸系统常见基本病变的 X 线表现。
2. 熟悉呼吸系统正常影像表现。
3. 了解呼吸系统少见基本病变的影像表现。

【设备用品】
多媒体实验室、影像诊断软件、影像检查胶片资料。

【实验内容】
（一）呼吸系统正常表现
1. 检查方法　见表 5-20-1。

表5-20-1　呼吸系统的检查方法

分类	检查方式	特点及适用范围
普通检查	透视	简单方便、经济快捷、多方位观察，也可以观察肺野透亮度的变化，膈肌的运动等功能状态，缺点是细微结构或病灶显示不清，无永久性图像记录。多作为必要时的辅助检查、体检等
	摄片	细微结构或病变显示清楚且能长久保存图像，常用体位为后前位，也可根据需求或病人情况选择侧位、前弓位、前后位等
特殊检查	体层摄影	可使选定层面显影清晰，非选定层面模糊不清，适于观察病变的形态、结构及与周边的关系，可用于空洞、支气管、肺门的检查
造影检查	支气管造影	是直接观察支气管疾病的检查方法

准备工作主要是：普通检查无需特殊准备，检查前应向患者解释检查方法、注意事项，如暴露部位、姿势、屏气等，检查过程中不得移动。再者除去目标区如厚重衣物、膏药、金属挂件等一些影响 X 线穿透的物品。

2. 正常表现

（1）胸廓：胸廓由软组织及骨骼构成，软组织观察内容有：胸锁乳突肌和锁骨上皮肤皱褶、胸大肌、乳房和乳头等；骨骼观察肋骨、肩胛骨、锁骨、胸骨和胸椎。

1) 胸锁乳突肌及锁骨上皮肤皱褶：胸锁乳突肌正位片时为两肺尖内侧均匀致密、外缘清晰的影像。当颈部偏斜时，两侧胸锁乳突肌影可不对称；锁骨上皮肤皱褶正位片时为与锁骨上缘平行的薄层软组织影，向内与胸锁乳突肌影相连，多见于深吸气锁骨上窝凹陷时。

2) 胸大肌：正位片表现为两肺中野中外带扇形均匀致密影，外下边缘清楚，自内下向外上与腋前皮肤皱褶相延续。常见于青壮年男性，右侧多明显。

3）乳房及乳头：正位片上表现为两肺下野致密影，由下而上密度逐渐变淡，上缘不清，下缘为边界清楚的半弧形并向外与腋部皮肤延续。乳头可表现为肺下野第5前肋间锁骨中线处圆形致密影，有时亦见于男性，两侧对称是其特点，如一侧不明显时，需与肺内病灶相区别。

4）肋骨：共12对，后段较厚而圆，水平向外走行，前段较扁而宽，自外上向内下斜行，后肋位置较高且较前肋显示清晰。1～10肋骨前端有肋软骨与胸骨相连，但软骨不显影，所以X线片上肋骨前端游离。25岁以后肋软骨开始钙化，钙化有一定顺序且有多种形式，需与肺内病灶相区别。

肋骨有多种正常变异，常见的有颈肋、叉状肋、肋骨联合。

5）肩胛骨：肩胛骨在标准胸片上，应位于肺野之外。如摄片时肩胛骨未完全拉开，内缘可与肺野外带重叠，勿以为是胸膜增厚。青春期肩胛骨下角可出现二次骨化中心，勿以为是骨折。

6）锁骨：内侧段横跨两肺上野，和胸骨柄形成胸锁关节。锁骨的内端下缘有时可见半月形凹陷，称为"菱形窝"，为菱形韧带附着处，边缘可不规则，勿认为是骨质破坏。

7）胸骨和胸椎：在正位片上大部分与纵隔影重叠，胸骨柄的两侧外上角和一部分胸椎横突可突于纵隔影之外，勿以为是肿大的淋巴结。

(2) 纵隔：纵隔位于胸骨之后、胸椎之前、两肺之间。其中包含了心脏、血管、气管、食管、胸腺、淋巴组织、神经及脂肪组织。

为了对纵隔病变进行定位及对其可能的来源进行判断，常将纵隔分为九区，前纵隔系心脏、升主动脉和气管前缘之前的区域；中纵隔为前纵隔后缘与食管前壁之间，相当于心脏、主动脉弓、气管及肺门所占据的区域；后纵隔是食管及食管以后的区域。自胸骨柄、体交界处至第4胸椎下缘连一水平线，其上为上纵隔，自第8胸椎下缘做一条水平线，以上为中纵隔，以下为下纵隔。

正常纵隔形态可随呼吸和体位改变，尤以小儿为显著。小儿胸腺未退化亦可导致纵隔向一或两侧增宽。正常时纵隔居中，纵隔的移位也可以帮助我们对于疾病性质做判断。一侧胸腔压力增高，纵隔可被推向健侧；一侧胸腔压力减低，纵隔可被牵向患侧，特殊的情况也可导致纵隔发生摆动。

(3) 膈：为肺野的下界，后前位上分左右两叶，右侧略高于左侧，呈圆弧顶状。膈在外侧及前、后方与胸壁相交形成肋膈角，其中后、侧肋膈角深而尖锐，前肋膈角较浅。内侧与心影形成心膈角，右侧较明显。呼吸时两侧膈肌上下对称运动，运动范围为 1～3cm，深呼吸时可达3～6cm。

有时膈的某一部分较薄弱，向上呈半圆形局限性隆起，称局限性膈膨升，多发生于右侧，中老年多见，为正常变异。有时深吸气时，膈顶高低不平呈波浪状，称为波浪膈，因膈肌系于不同肋骨前端，深吸气受肋骨牵拉所致，勿认为胸膜粘连。

同样，作为胸腹腔的交界，膈肌位置的改变也可以帮助我们确定疾病的性质。胸腔压力减低、腹腔压力增高可使膈肌抬高；反之胸腔压力升高可使膈肌位置降低。膈神经麻痹时，由于膈的运动功能减弱或丧失，可出现矛盾运动，即吸气时正常侧下降而患侧上升，呼气时正常侧上升而患侧下降。

(4) 胸膜：胸膜分为脏层胸膜和壁层胸膜，脏层胸膜包绕在肺的表面，壁层胸膜覆在胸壁内面、膈面、纵隔面。两层之间为胸膜腔。胸膜较薄，一般不显影，只有在胸膜反褶处 X 线与其走行方向平行时，显示为薄层状或线状致密影，可见于肺尖胸膜反褶处及叶间裂处。

(5) 气管、支气管：气管起于环状软骨下缘，长 11～13cm，宽 1.5～2cm，在胸 5、6 水平分为左、右两支，其中右主支气管可以看作气管的直接延续。两侧主支气管分别分出肺叶支气管，继而又分出肺段支气管，后经多次分支，最终与肺泡相连。

(6) 肺

1) 肺野：肺野是含有空气的肺组织在 X 线胸片上所显示的低密度透亮区域。两侧肺野的透亮度相同，并随呼吸有一定的变化，肺内气体增多时，其密度降低，透亮度增加；反之气体减少，其密度增高，透亮度变低。肺尖部含气量较少，故较不透明。临床上为便于病灶位置的描述，人为地将每一侧肺野分为了 9 块：分别在第 2、4 肋骨前端下缘画一水平线，将肺野在水平方向上分为上、中、下三野；纵向平均地把每个肺野分为三等分，称为内、中、外三带。

2) 肺门及肺纹理：后前位上，肺门影位于两肺中野内带，左侧比右侧高 1～2cm。肺门影是肺动、静脉，支气管及淋巴组织投影的总和，主要是肺动脉和肺静脉大分支的投影。肺纹理：为自肺门向肺野内呈放射状分布的树枝状阴影。主要的组成部分是肺动脉及其分支。肺纹理自肺门向外围延伸且逐渐变细，下肺的纹理较上肺多，右下肺尤其明显。

3) 肺叶：肺叶是一个解剖结构。即肺野的某些区域，是不同肺叶相互重叠的影像。

右肺有上、中、下三叶，左肺有上、下两叶。每个肺叶的表面都有脏层胸膜包绕，相邻肺叶之间有潜在腔隙，称为叶间裂。右肺有斜裂与水平裂，左肺只有斜裂。侧位上水平裂起自斜裂的中部，向前稍向下达前胸壁。

肺叶在后前位像上前后重叠，继续划分又分为肺段、肺小叶。

（二）呼吸系统基本病变影像表现

基本病变是多种疾病所共有的一种表现。对于呼吸系统来说，包含了支气管阻塞性改变、肺部病变及胸膜病变。

1. 支气管阻塞性改变　支气管阻塞的原因有很多，有先天性的，有后天性的，以后者比较常见，如肿块、异物、分泌物淤积、水肿、血块等原因引起。病理变化根据阻塞程度不同而不同，不完全阻塞引起阻塞性肺气肿；完全性阻塞引起阻塞性肺不张。

(1) 阻塞性肺气肿：发生不完全阻塞之后，阻塞部位类似于一个阀门，吸气时空气可以通过狭窄部位进入肺泡，呼气时气体呼出较困难，从而使该支气管支配区域的肺内残气量逐渐增多，导致肺组织过度充气，体积增大，称为阻塞性肺气肿。继续发展可导致肺泡弹性丧失和破裂，多个肺泡破裂可融合成较大的含气空腔，称为肺大疱。

阻塞性肺气肿根据范围不同可分为弥漫性阻塞性肺气肿和局限性阻塞性肺气肿两种。前者多继发于慢性肺疾病，如慢性支气管炎、支气管哮喘和尘肺等。其阻塞部位多在细支气管；局限性者可累及肺段、肺叶乃至一侧肺，多发生在较大支气管，见于支气管异物、肿瘤等。还存在功能性的肺气肿称为代偿性肺气肿，一部分肺组织失去换气功能后，对侧或临近的肺组织被动地过度充气来代偿失去的这部分功能。

较严重的弥漫性阻塞性肺气肿，X 线表现比较明显，有以下特点：双肺透亮度增加；肺纹理稀疏、变细；肋间隙变宽，胸廓饱满，桶状胸，膈肌低平，心影狭长。

局限性阻塞性肺气肿的 X 线表现为：肺局部透亮度增加；肺纹理变细、稀疏；范围较小时，可无胸廓及膈的改变，范围较大时，可导致患侧胸廓饱满，膈肌下移，纵隔的健侧移位。有时可见纵隔摆动。

（2）阻塞性肺不张　支气管完全阻塞后，肺内气体多在18～24h内被循环的血液所吸收，肺泡塌陷，肺组织萎缩，称为阻塞性肺不张。

根据阻塞的范围分：

1）一侧性肺不张：X线表现为患侧肺野密度均匀增高，纵隔向患侧移位，胸廓塌陷，肋间隙变窄，健侧肺可有代偿性肺气肿；

2）肺叶不张：表现为肺叶区域密度均匀增高，肺叶缩小，叶间裂呈向心性移位，邻近肺叶可出现代偿性肺气肿。

3）局限性肺不张　包括肺段的不张和小叶的不张，前者多为三角形致密影，尖端指向肺门，后者多成斑片状致密影。

2．肺部病变

（1）渗出与实变　渗出是机体的急性炎症反应。X线表现：起初为云絮状阴影，边界比较模糊，随着炎症进展至某一阶段，肺泡内气体消失，充斥了液体、蛋白和细胞，形成渗出性实变，表现为斑片状高密度影，如果渗出累及某个肺叶，就表现为以叶间裂为边界的大片高密度影，在靠近肺门的实变影像中，可以看到含气的支气管的影像，这种现象称为"支气管气象"。

炎性渗出形成的阴影，经抗炎治疗多数在1～2周内吸收。在吸收过程中，由于炎性渗出并非同时吸收，因而病变密度常失去其均匀的特点。

（2）增殖：肺的慢性炎症形成的肉芽组织，为组织细胞和成纤维细胞的增生，X线表现为结节状致密影，密度较高，边界清楚，或呈梅花瓣样，无明显融合趋势。常见于肺结核和各种慢性肺炎。

（3）纤维化：纤维成分取代细胞成分称为纤维化，可分为局限性和弥漫性两类。局限性纤维化多见于吸收不全的肺炎、肺脓肿和肺结核等。病变较局限，对肺功能影响不大；弥漫性纤维化多见于慢性间质性肺炎、尘肺、特发性肺间质纤维化等，范围广泛对肺功能影响较大。

范围较小的纤维化，X线表现为局限性的条索影，密度高且走行僵直，与正常肺纹理不同。病变范围较大被纤维组织代替后，可收缩形成密度高、边缘清楚的块状影。病变范围稍广时可见支气管扩张形成的低密度影，亦可见周围器官被牵拉移位如上肺野范围较大的纤维化牵拉肺门抬高，使下肺的纹理呈垂柳状改变等。

弥漫性纤维化依病变程度不同可表现为索条状、网状或蜂窝状影像，自肺门区向外伸展，直至肺野外带。其间也可有多数散在分布的颗粒状或小结节状影，称网状结节病变。

（4）钙化：一般发生于退行性变或坏死组织内，多见于干酪样结核灶的愈合。

钙化X线表现为高密度影，边缘锐利清晰，形状不一。可为斑点状、团块状或球形，呈局限或散在分布。不同疾病的钙化各有其特点，如肺错构瘤内的"爆米花"样钙化；尘肺时肺门淋巴结的蛋壳样钙化等。

（5）肿块：多见于肺部肿瘤。根据肿瘤的病理性质，良性病变的肿块在X线上表现边缘清晰光滑，形态多较规则，一般不发生坏死；恶性病变的肿块X线上其轮廓呈分叶状，边缘呈短细毛刺状阴影，可发生中心性坏死等。

（6）空洞与空腔

1）空洞为肺组织液化坏死后，坏死组织经引流支气管排出形成。X线表现为大小与形状不同的透亮区。依病理变化可分为三种：

①无壁空洞：洞壁为坏死组织，X线表现为肺野实变影像内多发小的透亮区，洞壁不明显，形态不规则，状如虫蚀。见于干酪性肺炎。

②薄壁空洞：洞壁在3mm以下，由薄层纤维组织或肉芽组织形成。X线表现为边界清楚、内壁光滑的圆形透亮区。一般空洞内无液面，周围很少有渗出影，常见于肺结核。

③厚壁空洞：洞壁明显，厚度超过3mm。见于肺脓肿、肺结核及肺癌。结核性空洞常无或仅有少量液体，外壁光滑整齐；而肺脓肿急性期的空洞为多有明显的液平，周围大片渗出影；癌瘤内形成的空洞其内壁多不规则有壁结节，外缘符合肿瘤特征。

2）空腔　是肺内正常腔隙的病理性扩大，如肺大疱、含气肺囊肿等。空腔的X线表现与薄壁空洞相似，但较空洞壁薄，一般腔内无液平，周围无渗出。

3．胸膜病变

（1）胸腔积液：多种疾病可累及胸膜产生胸腔积液，病因不同，液体的性质也不同。如胸膜炎可产生渗出液，心肾疾病可产生漏出液；化脓性炎症液体性质为脓液，胸部外伤或胸膜恶性肿瘤可为血性积液，颈胸部手术伤及淋巴引流通道可产生乳糜性积液。X线为定位与定量检查，难以定性。

1）游离性胸腔积液：依积液量而表现不同。

a．少量积液：少量的液体首先位于侧、后肋膈角处。液体量在300ml以上时，可见侧、后肋膈角变平、变钝，透视下液体可随呼吸体位改变而移动。

b．中等量积液：液体量较多时，表现为患侧肺下野密度均匀增高，肋膈角消失，其上缘呈外高内低的弧线影。此弧线的形成是由于胸腔内的负压状态、液体的重力、肺组织的弹性、液体的表面张力等作用所致；

c．大量积液：患侧肺野密度均匀增高，有时仅肺尖部存在小的透亮区，纵隔常向健侧移位，肋间隙增宽，胸廓饱满。

2）局限性胸腔积液：分为包裹性积液、叶间积液和肺下积液。

a．包裹性积液：胸膜炎时，脏、壁层胸膜粘连形成潜在腔隙，积液局限于此部位，为包裹性积液。好发于侧后胸壁，切线位时表现为自胸壁向肺野突出的广基底的扁丘状高密度影，边缘光滑清晰。

b．叶间积液：积液发生在叶间裂处。少量叶间积液表现为叶间裂部位的梭形高密度影，长轴与叶间裂平行，液体量较多时，可呈球形。游离性积液进入叶间裂时，表现为尖端指向内侧的三角形致密影。

c．肺下积液：位于肺与膈肌之间的积液为肺下积液。以右侧多见。X线表现为患侧"膈肌"上移，"膈顶"外移。卧位检查时，患侧肺野密度普遍增高而膈肌位置正常，透视可以帮助鉴别。

（2）气胸及液气胸

1）气胸：气体进入胸膜腔。进入胸腔的气体改变了胸膜腔的负压状态，肺可部分或完全被压缩。气体进入胸膜腔的途径有：壁层胸膜破裂，主要由胸壁穿通伤、胸部手术及胸腔穿刺引起；脏层胸膜破裂，肺部病变或无肺内疾病，由于突然用力，剧烈咳嗽使胸内压突然升高，而致胸膜破裂使空气进入胸腔形成气胸，常见于严重的肺气肿、胸膜下肺大疱及肺脓肿等。气胸的X线表现是胸腔内无肺纹理的透亮区。气体自外围将肺向肺门方向压缩，较少时可见被压缩肺的边缘，呈纤细的线条状高密度影。随着气体增多，可将肺完全压缩，肺门区出现密度均匀的软组织影。纵隔可向健侧移位，患侧膈下降，肋间隙增宽。

2）液气胸：胸膜腔内液体与气体并存，为液气胸。可因胸腔积液并发支气管胸膜瘘、外伤、手术后以及胸腔穿刺时漏进气体而引起，也可先有气胸而后出现液体或气体与液体同时出现，明显的液气胸立位检查时可表现为胸腔内液平面，液平面上方为气体及被压缩的肺组织。

3）胸膜肥厚、粘连与钙化　胸膜炎的发展引起纤维素沉着、肉芽组织增生或外伤出血机化，均可导致胸膜肥厚、粘连和钙化。

胸膜肥厚与粘连常同时存在。轻度胸膜肥厚、粘连多见于肋膈角处，X线表现为肋膈角变钝、变平，透视下可见呼吸时膈肌运动受限，膈顶变平直。广泛胸膜肥厚时，可出现不同程度的患侧肺野密度增高，胸廓内缘出现带状致密影，肋间隙变窄，膈肌抬高，纵隔的患侧移位。

胸膜钙化X线表现为不规则斑片状高密度影。有时包绕于肺表面呈壳状，与骨性胸壁间有一透明间隙相隔。

【注意事项】

1．普通X线摄影图像具有重叠效应，注意分辨普通X线影像与断层影像的区别。

2．肺实变与肺不张的影像区别。

3．一侧性肺不张与大量胸腔积液的区别。

4．助理医师临床实践操作考试中，正常胸片、气胸、胸腔积液是常考内容，把握考试大纲，紧密结合题目中的临床症状，病人信息，仔细观察图片对应的各个选项，一般不难做出正确选择。

（潘炳灿）

项目二十一 呼吸系统常见疾病影像诊断

【目的要求】

1. 掌握大叶性肺炎各期的影像表现及病理基础，小叶性肺炎的影像表现及病理基础；肺结核的五型分类方法，各型肺结核的影像表现；中央型肺癌、周围型肺癌的影像学表现。
2. 熟悉间质性肺炎、肺脓肿的影像表现及病理基础。
3. 了解弥漫型肺癌、肺转移瘤、肺错构瘤的 X 线及 CT 表现。

【设备用品】

多媒体实验室、影像诊断软件、影像检查胶片资料。

【实验内容】

（一）肺炎

肺炎是呼吸系统的常见疾病。X 线检查对发现病变、确定病变部位和范围、观察病变的动态变化等具有重要意义。肺炎的分类，按病变的解剖部位分为大叶性肺炎、支气管肺炎（小叶性肺炎）、间质性肺炎。而按其病因、病原则分为细菌性肺炎、病毒性肺炎、支原体性肺炎、过敏性肺炎、放射性肺炎等，根据病变的发展过程不同又分为急性肺炎与慢性肺炎。X 线检查对肺炎的病因病原学分类帮助不大。

1，大叶性肺炎

（1）病原菌 多为肺炎双球菌。本病好发于春冬季节，以青壮年多见。临床发病急，表现为突然高烧、寒战、胸痛、咳嗽、咳铁锈色痰。体检时早期于相应部位闻及水泡音，实变期则于病变肺叶相应部位叩浊，语颤增强，听诊呼吸音消失。

（2）病理变化 分为充血期、红色肝样变期、灰色肝样变期、吸收消散期四期。

（3）X 线表现 与其病理变化相关，X 线征象较临床表现出现晚 3～12h。大叶性肺炎的早期（充血期），X 线表现可无阳性发现，或仅表现为病变区肺纹理增多、透光度减低或云絮状模糊阴影。实变期（即红色肝样变期和灰色肝样变期），X 线表现为均匀的致密影，如病变累及整个肺叶，则呈大片致密影，形状与肺叶轮廓一致，边界清楚，为叶间裂。如病变累及肺段，表现为片状或三角形致密影，如病变累及肺叶的一部分，则边缘较模糊。由于实变的肺组织与含气的支气管相衬托，有时在实变区中可见到透亮的支气管影像，即支气管气象。消散期，表现为实变区的密度逐渐减低，从边缘部开始。由于实变的吸收、消失不均匀，病变区多表现为散在、大小不等的不规则斑片状致密影，如病变位于肺上部，则易误为肺结核。进一步吸收，病变可完全消失或仅遗留少许致密纤维条索影。临床症状的消失较胸部 X 线像上病变的吸收为早。病变完全吸收约需两周左右。少数患者可延迟吸收达 1～2 个月，偶可演变为机化性肺炎。

2，支气管肺炎

支气管肺炎又称小叶性肺炎，常见致病菌为链球菌、葡萄球菌和肺炎双球菌等。多见于婴幼儿、老年体弱者或手术后长期卧床患者。患者有高热、咳嗽、咳泡沫黏液脓性痰，伴有呼吸困难、发绀及胸痛等。极度衰弱的老年患者，因机体反应力低，可无发烧。听诊时于两肺底或背部可闻及小水泡音。白细胞计数增高。

病变多见于两中下肺野的内、中带。表现为肺纹理增多、模糊，沿肺纹理分布的斑片状模糊阴影，密度不均匀。密集的斑片影可相互融合成大片状。病变广泛者可累及多个肺叶。小儿患者常见肺门影增大、模糊并伴有肺气肿。

3. 间质性肺炎

间质性肺炎以小儿多见，病毒和细菌均可致病。常继发于麻疹、百日咳或流行性感冒等急性传染病。小支气管壁及其周围组织和肺泡壁浆液渗出及炎性细胞浸润。因小支气管黏膜充血水肿及炎性细胞浸润，发生狭窄或梗阻，故出现肺气肿或肺不张的临床表现。发热、咳嗽、气急及发绀为间质性肺炎的主要症状。但体检时肺部体征往往不及临床症状明显。

肺纹理增多，以两肺下野为著，纹理边缘模糊。肺的周围及两下肺网状及小点状阴影。肺气肿和（或）肺不张，肺气肿范围较广，为两肺弥漫性透亮度增强，而肺不张则多为小叶性，呈三角形或小片状致密影。

（二）肺脓肿

肺脓肿是由化脓性细菌引起的肺坏死性炎性疾病。感染途径可为吸入性，如从口腔、鼻腔吸入含菌的分泌物、坏死组织或异物等。也可继发于金黄色葡萄球菌引起的脓毒血症，病变为多发。或为胸壁感染、膈下脓肿或肝脓肿直接蔓延累及肺部。也可继发于大叶性肺炎、支气管肺炎或肺不张。肺脓肿发病急剧，有高热、寒战，开始咳嗽较轻并伴有胸痛，而后咳嗽加剧，痰量剧增，可达数百毫升，呈脓性，有腥臭味，放置后分为三层，有时痰中带血。慢性期患者呈消耗状态。有间歇性发热及持续性咳嗽、咳痰，可出现杵状指。实验室检查外周血白细胞计数增高。

肺脓肿的X线表现依感染途径、病理发展阶段及有无胸膜并发症而不同。吸入性肺脓肿的急性化脓性炎症阶段，肺内出现大片致密影，边缘模糊，密度较均匀，可累及一个肺段或一个肺叶的大部分。当病变组织坏死、液化并经支气管排出后，则在致密的实变区中央出现空洞，内壁略不规整，其中有明显的液平面。引流支气管呈活瓣性阻塞时，空洞可迅速增大。

慢性肺脓肿，周围炎性浸润吸收，而纤维结缔组织增生，X线表现为密度不均匀、排列紊乱的索条状及斑片状阴影，伴有圆形、椭圆形或不规则形的空洞，洞壁较厚，内外壁边缘均较清楚，内无或有小液面。多房性空洞则显示为多个大小不等的透亮区。支气管造影见病变区支气管扭曲、扩张，偶尔造影剂可进入空洞，可见多房相连、多支相通、多叶受累的表现。并发胸膜肥厚时，则肋膈角消失，肋间隙变窄，并可见肋骨骨膜增生。血源性肺脓肿表现为两肺散在、多发的大小不等的圆形、椭圆形或片状致密影，其中可见含有液面的小空洞，病变以肺外围为多。可伴脓肿或脓气胸。

由膈下脓肿或肝脓肿直接蔓延所致的肺脓肿，表现为患侧膈升高，运动受限，膈面轮廓不清，与之相连的肺下野内有大片致密影，其中可见含液空洞，多伴有胸腔积液和胸膜肥厚。

（三）肺结核

肺结核是由结核分枝杆菌引起的一种慢性传染性疾病，临床症状与感染的结核分枝杆菌的数量、毒力、机体免疫反应和变态反应有关，也与疾病的发展状态有关。可无临床症状，也可有低热、盗汗、消瘦、乏力。痰找结核分枝杆菌或痰培养阳性及纤维支气管镜检查是确诊的依据，结核菌素反应有助于小儿肺结核的诊断。

1. 原发型肺结核（Ⅰ型）

（1）原发综合征

由原发病灶及其周围炎、淋巴管炎和淋巴结炎三者组成，为典型的原发型肺结核。结核分枝杆菌侵入肺组织后数周内，在肺的任何部位，多在上叶下部或下叶后部靠近胸膜处，发生急性渗出性病变，其大小自黄豆至核桃大，称为原发病灶，其周围可产生比较广泛的非特异性病灶周围炎病变自原发病灶经所属淋巴管向肺门淋巴结蔓延，引起淋巴管炎和淋巴结炎。淋巴结炎常不仅局限于肺门，还可循淋巴道造成纵隔淋巴结肿大。原发病灶表现为云絮状密度增高阴影，边缘模糊，直径为1～2cm。当伴有病灶周围炎时，表现为较大范围的云絮状阴影，边缘模糊，与正常组织分界不清。病灶周围炎症逐渐吸收后，在愈合中的原发病灶可显示为境界清楚，密度较高的增殖性或已经部分钙化的病灶。肺门或纵隔肿大淋巴结表现为突出于正常组织的肿块影。自原发病灶引向肿大淋巴结的淋巴管炎，显示为一条或数条较模糊的条索状致密影。有时原发病灶、淋巴管炎与肿大的肺门淋巴结联结在一起形成哑铃状，称为原发综合征双极期。

（2）胸内淋巴结结核

有些原发综合征虽为原发型肺结核的典型表现，但原发病灶的病理反应一般较轻，易被吸收或掩盖，而淋巴结内干酪样坏死则严重，其愈合速度也较原发病灶缓慢，故淋巴结肿大成为原发型肺结核的重要表现，较易见到。肺门及纵隔淋巴肿大时，通称为胸内淋巴结结核，其X线表现可分为以下两种类型：①炎症型：肿大淋巴结周围的肺组织内出现较多的炎性浸润，表现为从肺门向外扩展的密度增高阴影，边缘模糊，与正常肺组织分界不清，一侧者常见，且以右侧为多。②结节型（肿瘤型）：淋巴结周围炎吸收后，使肿大淋巴结比较清楚地显示出来，表现为肺门区的圆形或椭圆形致密阴影，向肺野突出，右侧较多见。如数个相邻淋巴结同时肿大，可融合成块，边缘呈分叶状。气管旁淋巴结肿大时，上纵隔两旁显示凸出阴影，如多个淋巴结肿大，可使纵隔影增宽，并有波浪状边缘。隆突下组淋巴结肿大，在正位胸片上不易显示，而在过度曝光片上，有时可见气管分叉的角度增大，隆突变钝，主支气管受压变细。侧位片上肺门肿大淋巴结可清楚显示。肿大淋巴结有时压迫支气管，造成肺不张，常见的为右上叶及右中叶不张。

2. 血行播散型肺结核（Ⅱ型）

进入血流中的结核分枝杆菌可来自原发型肺结核，多发生于婴幼儿；也可来自体内其他器官的结核病变。根据结核分枝杆菌侵入血循环的途径、数量与次数以及机体反应，分为急性粟粒型肺结核及慢性血行播散型肺结核两种。

（1）急性粟粒型肺结核 多见于儿童及原发型肺结核阶段，由于大量结核分枝杆菌一次或短时间内数次侵入血循环，到达肺内所引起。本病发病急剧，有寒战、高热、头痛、昏睡、气短、呼吸困难等症状。不少病人肝脾大。结核分枝杆菌素试验可呈阳性，红细胞沉降率增高。

两肺从肺尖到肺底均匀分布大小及密度相同的粟粒状阴影即"三均匀"，直径约2mm左右，边缘比较清楚，但如伴有病灶周围渗出性反应时，则其边缘较模糊。密集的粟粒状结节可将肺纹理遮盖，使正常肺纹理不易辨认，似乎消失。发病初期，X线上不能显示典型改变，此时仅见肺纹理增强，约两周左右才出现典型的结节。晚期粟粒状病灶可逐渐吸收消散，或形成纤维硬结而愈合。恶化时，周围有渗出性炎性反应，互相融合成片，最后转化为大片的干酪性病变而进一步溶解崩溃。

(2) 亚急性或慢性血行播散型肺结核　较少量的结核分枝杆菌在较长时间内多次侵入血液循环所造成。同时因机体抵抗力较强，故病灶多以增殖性为主。不少病人有反复的阶段性的发热、畏寒等感觉，或有慢性中毒症状如低热、盗汗、失眠、食欲缺乏、消瘦等表现。有些病人有咳嗽、胸痛及血痰，但均不严重。红细胞沉降率轻度增加。结核菌素试验阳性。痰中结核分枝杆菌阳性者较粟粒型肺结核为多。

由于结核分枝杆菌多次反复地侵入肺部，在 X 线上出现增殖性、渗出性、纤维化及钙化等多种性质的病灶。陈旧的硬结灶大都位于肺尖及锁骨下，新的渗出性或增殖性病灶大都位于下方。有时可见薄壁空洞。病灶一般分布在一侧或两侧的上 1/2 或 1/3 的肺野。病灶多密度不同，分布不均，大小不等即"三不均匀"，不同于急性粟粒型肺结核。在这些病灶之间或两肺下部，常发生代偿性肺气肿。由于纤维病变或胸膜牵拉，可致纵隔移位。亚急性及慢性血行播散型肺结核发展缓慢。可长期停留在静止状态，最后病灶可吸收或硬结钙化而愈合。由于机体抵抗力差、治疗不彻底而病变恶化时，可发生病灶周围炎，并发渗出性胸膜炎，也可形成空洞，进而发展成慢性纤维空洞性肺结核。

3．继发型肺结核（Ⅲ型）

继发型肺结核为成年肺结核中最常见的类型。包括浸润性病变、干酪性病变、增殖性病变、空洞性病变、结核球以及纤维、钙化等多种不同性质的病变。

(1) 浸润性肺结核：多为已静止的原发病灶的重新活动，或为外源性再感染。由于机体对结核分枝杆菌已产生特异性免疫力，病变常局限于肺的一部，多在肺上叶尖段、后段及下叶背段。

X 线表现：多种多样，可以一种为主或多种征象混合并存，主要可见以下 8 种征象：①局限性斑片阴影，见于两肺上叶尖段、后段和下叶背段，右侧多于左侧。②大叶性干酪性肺炎，为一个肺段或肺叶呈大片致密性实变，密度中心较高，边缘模糊。③增殖性病变，呈斑点状阴影，边缘较清晰，排列成"梅花瓣"或"树芽"状阴影，为结核病的典型表现。④结核球，圆形、椭圆形阴影，大小 0.5～4cm 不等，常见 2～3cm，边缘清晰，轮廓光滑，偶有分叶，密度较高，内部常见斑点、层状或环状钙化。结核球周围常见散在的纤维增殖性病灶，称"卫星灶"。⑤结核性空洞，圆形或椭圆形病灶内，见透亮区。空洞壁薄，内壁一般较规则，有时可呈厚壁不规则空洞。常见一条或数条粗大条状阴影与空洞相连，表示引流大气管与空洞相通。⑥支气管播散病变，结核空洞干酪样物质经引流支气管排出，引起同侧或对侧的支气管播散。表现为沿支气管分布的斑片状阴影，呈腺泡排列，或相互融合成小叶阴影。⑦硬结钙化，增殖性病灶好转后可有钙盐沉着，病灶呈边缘锐利的高密度影，完全钙化者，呈骨样密度的斑片状或小块状阴影。致密阴影长期无变化，表现结核病痊愈。钙化也可产生在支气管壁或胸膜以及淋巴结内。⑧小叶间隔增厚，表现为索条及网状阴影。

CT 表现：CT 表现与 X 线表现相似，但显示病变大小、形态、范围、轮廓、密度及其与周围结构间关系更清晰、客观和准确，从而更易确立诊断和了解病变的转归。例如：①发现病灶内小空洞和小钙化。②准确了解空洞壁的情况，包括厚壁或薄壁空洞，内壁是否规则等。③了解结核球形态、密度和轮廓等，从而与肺内其他肿块进行鉴别。尤其增强扫描时，结核球常不强化或表现为边缘环状强化。④CT 可显示由空洞或淋巴结结核破溃所致的支气管内膜结核改变，表现支气管内壁黏膜不规则，管壁同心圆增厚，局部管腔狭窄或扩张。

(2) 慢性纤维空洞性肺结核：属于继发型肺结核晚期类型，肺组织受结核病灶破坏，形成慢性纤维空洞，肺内有多种不同性质的病变，病程达数年或数十年之久。是由于未经彻底治疗，病变恶化，反复进展演变而来。

X线表现：①单侧或双侧肺上中部不规则透亮区。②空洞壁厚，壁周有大量纤维粘连，使洞壁固定而坚硬。③多支引流支气管与空洞相通，呈索条轨道状阴影。④空洞周围有大片渗出和干酪性病变，也可见不同程度的钙化。⑤双肺上叶收缩，双肺门上抬，肺纹理紊乱，呈垂柳状。⑥双肺中下叶透过度增加。⑦纵隔变窄，呈滴状心。⑧肋间隙增宽，双膈变平下降，呈桶状胸。⑨胸膜增厚及粘连。⑩常见支气管播散性结核病灶。

CT表现：基本同X线表现。

4．结核性胸膜炎（Ⅳ型）

结核性胸膜炎多见于儿童及青少年。胸膜炎可与肺部结核同时出现，也可单独发生而两肺内未见病灶。前者多系邻近胸膜的肺内结核病灶直接蔓延所致；后者多系淋巴结中的结核分枝杆菌经淋巴管逆流至胸膜所致。临床上分为干性及渗出性结核性胸膜炎。

结核性干性胸膜炎指不产生明显渗液或仅有少量纤维素渗出的胸膜炎。临床以发热、胸部剧烈针刺样疼痛、呼吸及咳嗽时加剧为特点。听诊可有胸膜摩擦音。部分患者可自行愈合或遗留轻微胸膜肥厚粘连。多数患者继续发展而出现胸腔积液。X线可无异常发现或仅出现患侧膈肌运动受限。

结核性渗出性胸膜炎，多发生于初次感染的后期，此时机体对结核分枝杆菌过敏性高，易产生渗液。其他类型结核也可发生。多为单侧，液体一般为浆液性，偶为血性。临床可有发热、恶寒、胸痛等症状。经治疗后液体可完全吸收。病程较长，有大量纤维素沉着，则引起胸膜肥厚、粘连甚至钙化。渗出性胸膜炎的X线表现为胸腔积液。单纯X线检查不能确定胸腔积液的性质及原因，需结合临床资料确诊。

（四）支气管肺癌

肺癌的主要临床表现为咯血、刺激性咳嗽和胸痛，间断性痰中带血丝是本病的重要临床表现，也可为早期肺癌的唯一表现。

1．中心型肺癌

中心型肺癌指发生在段或以上支气管的肺癌。它的直接征象是肺门区肿块阴影和支气管狭窄或梗阻。沿管壁生长或向管外生长的中心型肺癌均可在肺门区形成肿块，肺门区的肿块常为原发灶与转移淋巴结的融合。发生在主支气管和叶支气管的肿瘤多沿管壁生长，故肿块长轴与支气管长轴一致。发生于肺段支气管的肺癌则多向管外生长，肿块呈球形、椭圆形或不规则形。肺门区肿块密度均匀，边缘清楚。在体层片上发现支气管狭窄与梗阻是中心型肺癌的常见X线征象。向腔内生长的肿瘤表现为支气管腔内息肉状软组织肿块。沿管壁及向管外生长者则见支气管壁增厚、管腔狭窄或梗阻，狭窄支气管管腔边缘不规则。支气管梗阻处可呈锥形、平直形、杯口状或鼠尾状。当肿瘤沿支气管壁表浅浸润时，体层摄影可无异常。发生于肺段支气管的肿瘤，大气管体层摄影不及支气管造影显示得清楚。

支气管狭窄或梗阻后，可出现肺气肿、肺炎及肺不张，肺气肿持续时间较短，易被忽略。支气管狭窄、引流不畅可发生阻塞性肺炎。表现为相应部位反复发作、吸收缓慢的炎性实变影。肿瘤进一步生长，使支气管腔完全梗阻，则引起阻塞性肺不张。肺不张的范围取决于肿瘤的部位，右肺上叶不张时称为"横S征"。如肿瘤向腔外生长或伴有肺门淋巴结转移时，则在肺门形成肿块，且肿块被包埋于不张的肺叶中。

2. 周围型肺癌

指发生在段以下支气管的肺癌。肺内结节和肿块影是周围型肺癌的直接征象。病灶直径小于 2cm 时，呈孤立结节影，结节密度不均匀，其中有的可见小点状密度减低区，称为小泡征。当肿块直径＞3cm 时，其密度则较均匀；肿块边缘多呈分叶状或有脐样切迹；肿块边缘模糊或有毛刺；当肿瘤中心发生坏死液化并经支气管排出后，形成偏心性厚壁空洞，空洞内壁凸凹不平，外壁则保持分叶状轮廓。

周围型肺癌侵犯小支气管，可引起小叶范围的阻塞性肺炎、肺不张，表现为肿瘤近肺门侧相对清楚。而近胸壁侧与片状模糊影相连，有人称之为"慧星征"。由于肿瘤内瘢痕形成，瘢痕收缩时牵拉肿瘤邻近胸膜形成胸膜凹陷，表现为肿块与胸壁间宽约 1mm、长约 1~2cm 的线状影或尖端指向肿瘤、基底贴于胸壁的幕状影。胸膜凹陷的轴位像似重叠于肿块的星状阴影。

细支气管肺泡癌早期可表现为孤立的结节状或肺炎样浸润影，其中可见含气的支气管或小的透明区，透明区系由于部分肺泡尚含有气体所致。晚期可表现为弥漫性病变，在一侧或两侧肺内出现大小不等、境界不清的结节状或斑片状阴影。进一步发展，这些病灶可融合成大片实变影。

3. 肺癌转移

多数肺癌首先转移至肺门和纵隔淋巴结，表现为肺门增大和纵隔增宽。纵隔淋巴结转移也可间接表现为气管、支气管的移位、食管受压、膈升高及矛盾运动（膈神经受累）等。胸膜转移表现为叶间裂不规则增厚、僵直及胸腔积液。肺癌也可发生肺内转移，表现为肺内多发圆形结节状致密影。沿淋巴转移时，则表现为肺内网状结节影。肺癌转移或直接侵入骨性胸廓，可发生胸骨、肋骨、锁骨及胸椎的骨破坏及病理性骨折。肺癌还可通过血行转移至其他部位如脑、骨骼等。

【注意事项】

1．执业助理医师临床实践操作考试中，浸润型肺结核、中心型肺癌和周围型肺癌是常考内容。

2．把握考试大纲，紧密结合题目中的临床症状，病人信息，仔细揣摩所给题目，年龄和症状很重要。

3．观察所给备选答案，对照 X 线胸片逐一排除。

4．浸润性肺结核最常考内容是渗出性病变，注意肺尖和锁骨下区域。

5．肺癌多见于老年人，咳嗽痰中带血，肺门或肺野不规则块状影是答题的要点。

（潘炳灿）

项目二十二　循环系统

【目的要求】
1. 掌握正常心脏大血管的正常 X 线表现。心脏各房室增大、肺血流异常的 X 线表现及常见于哪些疾病。
2. 熟悉循环系统的检查方法。

【设备与用品】
多媒体实验室、影像诊断软件、影像检查胶片资料。

【实验内容】

（一）检查方法（表 5-22-1）

表5-22-1　循环系统的检查方法

分类	检查方式	特点及适用范围
普通检查	透视	透视可以从多角度、多方向观察心脏大血管，全面了解它们的形态，更可以对其搏动的方式、幅度、节律等功能性的情况进行观察
	摄片	摄影体位有后前位、右前斜位、左前斜位和侧位四种，不同的体位可以观察不同的目标。吞钡检查可观察食管与心、大血管的毗邻关系，对确定左心房有无增大和增大的程度有重要价值
造影检查	心血管造影	将造影剂快速注入心腔和大血管内，以显示心和大血管内腔的形态及血流动力学的改变，为诊断心、大血管疾病并为手术治疗提供有价值的资料。心血管造影是一种比较复杂而有一定痛苦和危险的检查方法

普通检查无需特殊准备。造影前需做好充分准备，包括必要的抢救措施。当全身情况极度衰竭；造影剂过敏试验阳性或过敏体质；心导管检查的禁忌证，如急性细菌性心内膜炎及心肌炎；心力衰竭等，则不应进行这种检查。

（二）正常表现

心脏是一个不规则的几何体，包含了左右心房，左右心室四个心腔，以前正中线为界，约 1/3 位于正中线的右侧，2/3 位于正中线的左侧，心脏长轴与前正中线之间大约有 45° 的夹角。X 线只能显示心脏轮廓的平面投影。因此，常采用多体位的摄影以全面了解各房室的情况，正常表现分述如下：

1. 后前位　心脏血管的影像分为左右两缘。右缘分为两段，上段为升主动脉与上腔静脉的投影，在幼年和青年主要为上腔静脉，影像平直，上行至锁骨平面。对于老年人，由于主动脉迂曲延长，呈浅弧线影；下段为右心房投影，为弧度较深的弧线。与膈顶相交成心膈角，一般较锐利，可被下腔静脉或肝静脉影像填充。

左缘分为三段：上段为主动脉结，这个位置上主动脉近似于前后走行，故其投影呈圆形阴影，外缘清楚直观，老年人较明显；中段为肺动脉段，即心腰，由肺动脉主干或左肺动脉干构成，较平直或稍有突出，儿童可较突出；下段由左心室构成，为一明显圆隆弧线，斜行左下，多在膈肌上方内收形成心尖。左心室与肺动脉段之间有一段为左心耳边缘，但是上下缘皆没有明显界限，亦存在一特殊分割称相反搏动点，即上方的肺动脉段和下方的左心室总是维持相反的运动，是判断左右心室增大的重要标志。

2．右前斜位（第一斜位） 心脏血管影像分为前后两缘。前缘自上而下由主动脉弓及升主动脉、肺动脉、右心室漏斗部、右心室前壁和左心室下端构成。升主动脉前缘较平直，肺动脉段和漏斗部膨隆突出，心尖以上大部由右心室构成，旋转角度越大，左心室所占的比例越小；心后缘上段为左心房，下段为右心房，两者之间无明显界限。

心前缘与前胸壁之间有三角形透亮区，称为心前间隙。心后缘与脊柱之间也存在一个透亮区，称为心后间隙。食管在心后间隙贴近左心房向下走行，因此常通过食管吞钡来了解左心房有无增大及增大程度。

3．左前斜位（第二斜位） 如果角度得当，室间隔几乎与X线平行。心脏基本上被对称地分为左右两半，右前方为右心房、右心室，左后方为左心房、左心室。

心脏血管影像分前后两缘。前缘上段为右心房，下段为右心室，右房段主要由右心耳构成，房室之间一般没有明显的界限。右心房影像向上为升主动脉投影，两者相交为钝角；后缘也分为上、下两段，上段是左心房，下段为左心室。左心房弧线短而浅，左心室弧线长而深，两个不同的弧度的交点，作为两者的界限。深吸气时，心后缘与膈肌相交处附近可见一浅切迹，为室间沟。心后缘与膈形成的心膈角内，可见下腔静脉影像。

心脏前缘和前胸壁之间有一方形透亮区，称为心前间隙，心脏后缘与脊柱之间也有一透亮区，称为心后间隙。在此斜位，还可看到左心房的后上方、主动脉弓以下有一透亮区，称为主动脉窗，其内有气管分叉、肺动脉影等，左主支气管紧邻左心房，左肺动脉跨越左主支气管，并向后延伸。

4．左侧位 心脏血管影像分前后两缘。前缘下段为右心室前壁，与前胸壁紧密相邻，上方心缘为一弧线逐渐离开胸壁，是右心室漏斗部与肺动脉主干，再向上为升主动脉；心后缘主要由左心房构成，为一浅而长的弧线，与食管亦紧密邻接，下面一小段由左心室构成，与膈成锐角相交，该处可见下腔静脉影。

前缘与前胸壁之间有三角形透亮区，称为胸骨后区。心后缘、食管与膈之间的三角形透亮区，为心后食管前间隙，是判断左心室是否增大的重要标志。

（三）影响心脏、血管形态的生理因素

正常心脏、大血管的形态可受体形、年龄、呼吸和体位等因素的影响。

1．体形 正常心型可分为横位心、斜位心和垂位心三种类型（表5-22-2）。

表5-22-2 体型对于心型的影响

心型	心纵轴与水平面的夹角	见于的体形
横位心	< 45°	矮胖体形
斜位心	= 45°	匀称体形
垂位心	> 45°	瘦长体形

2．年龄 婴幼儿心横径较大，左右基本对称，接近球形。随着年龄增长，膈肌下降，胸腔上下径长度增加，心影转为斜位心。老年人主动脉可有一定程度的扩张和伸展，从而

使心血管影像呈靴形。

3. 呼吸　平静呼吸对心影影响很有限。深呼吸时可导致心脏形态出现改变，深吸气时，膈下降，心与膈面接触面减少，心影伸长，趋向垂位心。深呼气时膈上升，心呈横位心，婴幼儿尤其明显。呼吸运动还可改变胸腔内的压力和各心腔血容量，从而影响心影。

4. 体位　卧位时，膈肌升高，心脏上移，心影趋向于横位，也可有回流增多，血管增粗出现影像变大的改变。立位时，膈肌下降，心影伸长，弧度明显。

（四）基本病变　循环系统的基本病变多表现在心脏大小的改变、形态的变化及肺部血流动力学的改变等。

1. 心脏及各房室增大　心脏增大是心脏病的重要征象，原因上分为心腔扩张和心肌肥厚，两者常并存。心腔扩张是血液充盈过多引起的，常见的原因如间隔缺损，瓣膜关闭不全等；心肌肥厚，主要是由于循环的阻力增加代偿性导致。X线能观察到心影变大，但是无法区分病因，故统称为增大。

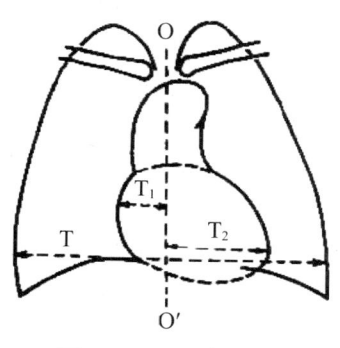

图 5-22-1　心胸比率

确定心脏增大最简单的标准为心胸比率（图 5-22-1）。心胸比率是心脏最大横径与胸廓最大内径的比值。心脏最大横径取心影左、右缘最远点与前正中线垂直距离之和（T1+T2），胸廓最大内径是在右膈顶取两侧胸廓肋骨内缘间的最大距离（T）。正常成人心胸比率 $[(T_1+T_2/T_2)]$ 应小于或等于 0.5，横位心不超过 0.52，是一种粗略的估计方法。

（1）左心室增大：左心室增大常见的原因如高血压病、主动脉瓣关闭不全或狭窄、二尖瓣关闭不全及部分先天性心脏病，如动脉导管未闭等。

X线表现：①后前位，左室段膨隆延长，心尖向左下移位，相反搏动点上移；②左前斜位，左室段向后下凸出，与脊柱重叠，即使旋转60°时，仍不能分离，房室切迹上移，室间沟向前下移位；③左侧位，心后食管前间隙变小或消失。

（2）右心室增大：右心室增大常见的原因如慢性肺源性心脏病、肺动脉狭窄、肺动脉高压、心内间隔缺损和 Fallot 四联症等。

X线表现：①后前位，可见肺动脉段膨隆延长，相反搏动点下移。心尖左移，可圆钝上翘；②右前斜位，心前缘膨隆凸出，心前间隙变小；③左前斜位，心前缘下段隆起，心室膈面段延长，心前间隙变小，室间沟向后上移位；④侧位，心前缘隆起突出，与前胸壁的接触面变长。

（3）左心房增大：常见原因如二尖瓣病变、左心室衰竭和一些先天性心脏病，如动脉导管未闭等。

X线表现：①后前位，左心房早期向后增大时，心底部出现圆形高密度影，常略偏右、与右心房重叠。在过度曝光照片上较易显示，形成"双房影"。如向右增大凸出于右心缘，可于右房弧线上方见一较大弧度，称为"双弧影"。向左增大时，可使位于左心室段与肺动脉段之间的左心耳部凸出，心左缘出现四个弓形影；②右前斜位、侧位，左心房向后或右后增大时，推移压迫食管造成食管压迹的变化或食管位置的改变，食管吞钡后可观察判断其有无增大及增大程度；③左前斜位，心后缘上段隆起，气管分叉角度增大，左主支气管受压抬高，主动脉窗缩小。

(4) 右心房增大：右心房增大可见于右心衰竭、房间隔缺损、三尖瓣病变等。

X线表现：①后前位，心右缘下段膨隆延长，最突出的位置多比较高，上腔静脉影像可增宽；②右前斜位，心后缘下段向后方突出，心后间隙缩小或消失，不存在食管的受压与移位；③左前斜位，则见心前缘上段膨隆延长，与右心室段形成夹角。

(5) 全心增大：见于全心衰竭、心肌病等。后前位，心影向两侧增大，表现为各房室增大，心横径显著增宽。

2．心脏形态的改变　心脏某些房室增大时，可使心脏的外形发生一些变化，常用具体形象来描述，在后前位上可见如梨形心、靴形心、普大型心脏。

3．肺循环的改变　肺循环由肺动脉、肺毛细血管和肺静脉组成。肺部的血管是正常肺纹理的主要组成部分。

(1) 肺血量增多　肺充血常见于左向右分流的先天性心脏病，如心脏间隔缺损、动脉导管未闭等，亦见于导致循环血量增加的疾病，如贫血、甲状腺功能亢进等。

后前位表现为肺动脉段膨隆突出，两侧肺门影增大，结构清楚，肺纹理增多增粗，右下肺动脉管径大于15mm。透视下，可见肺动脉段搏动增强，两侧肺门区血管也常有明显搏动，称为"肺门舞蹈征"。长期肺充血，可促使肺小动脉痉挛、收缩并产生血管内膜增生，管腔器质性变窄，最后导致肺动脉高压，可出现"肺门截断"现象。

(2) 肺血减少　肺缺血主要见于三尖瓣狭窄、闭锁、肺动脉瓣狭窄等右心排血受阻疾病。

X线上肺门影缩小，肺纹理普遍变细、稀疏，右下肺动脉管径变细，肺野明显清晰。肺动脉分支管径可明显小于伴行的支气管管径。严重的肺血减少，在肺野内可见很多细小、扭曲而紊乱的网状血管影。

（潘炳灿）

项目二十三　消化系统

【目的要求】
1. 掌握胃溃疡与胃癌的影像表现。
2. 熟悉食管与胃肠道基本病变的影像表现。
3. 了解食管与胃肠道检查方法及正常影像表现。

【设备用品】
多媒体实验室、影像诊断软件、影像检查胶片资料。

【方法内容】

(一) 检查方法

胃肠道是肌性管道，与周围的组织结构之间缺乏有效的自然对比，所以疾病的检查与诊断主要依靠 X 线钡剂造影检查。

1. 普通检查　普通检查包括透视和平片，这种方法对胃肠道疾病的诊断价值有限，但是也有自己的适用范围，比如急腹症，钙化及不透 X 线的结石、异物等。其中平片是急腹症的首选方法。

2. 造影检查　胃肠道的造影检查准备简单，病人无痛苦，对于胃肠道病变的位置、形态显示较为直观，特别是气钡双重对比造影，可以观察胃肠道表面的细微结构和早期病变。同时造影检查可以进行动力和功能的观察，是其他各种检查方法无法比拟的。血管造影主要用于钡剂检查无法发现的胃肠道出血和肿块，在急性大出血和腹部外伤出血可立即确定出血部位，以便迅速进行血管栓塞治疗或手术治疗。

(1) 造影剂的选择：胃肠道造影最常用的造影剂是硫酸钡，钡的原子序数高，不易被 X 线穿透，进入胃肠道后可使其与周围组织结构形成鲜明对比。纯净的医用硫酸钡为白色粉末，不溶于水，不被胃肠道吸收，不会引起中毒或过敏反应。造影前依造影的目的和要求将钡剂加水调制成不同浓度的混悬液，有稠钡剂、中等稠度钡剂、稀钡剂。

有时依方法、目的不同也可同时选择气体造影剂，形成双重对比，同时选用一些辅助药物如盐酸山莨菪碱、新斯的明等。

(2) 造影方法的选择：就方式上，造影分为直接引入和间接引入，对于消化系统而言，常用直接引入中的口服和灌注两种方式，各有其特点及适用范围。方法上分为传统的单对比造影法和气钡双重对比造影法。

传统的单对比造影法包括：①黏膜法：应用少量钡剂显示黏膜皱襞形态，结构，得到的影像为黏膜像；②充盈法：应用较多钡剂使受检部位完全充盈，显示其轮廓、形状和蠕动等，得到的影像为充盈像；③加压法：适当压迫受检部位，推开较多的钡剂以显示病变的某些特征，得到的影像为加压像。

气钡双重对比造影法：为提高效果，检查前常引入低张力药物，也称为低张、双对比造影。再先后引入气体与钡剂，气体使管腔膨胀，而后受检部位的黏膜面均匀涂布一层钡剂，可显示黏膜面的细微结构及细微病变。

(3)造影的准备工作：①口服法，禁食禁水 12h，胃液比较多的病人需抽取胃液后再进行检查，消化道急性出血期，怀疑有穿孔和梗阻的病人不做钡剂检查；②钡灌肠，检查前一天少渣饮食，大量饮水，前一天晚上口服泻药，进行肠道准备，检查当日禁食、禁水。

（二）正常 X 线表现

1. 食管　食管为一肌肉管道，起自环状软骨下缘、约第 6 颈椎水平，下端在第 11 胸椎水平连接胃的贲门，全长约 25cm。

吞钡后正位观察，食管位于中线偏左，约 2～3cm 宽，轮廓光滑整齐，管壁柔软。右前斜位是观察食管的常规位置，在其前缘可见三个压迹，由上到下依次为主动脉弓压迹、左主支气管压迹、左心房压迹。还有两个生理性狭窄，食管入口处和食管穿过膈肌食管裂孔处。

食管的黏膜皱襞表现为数条纵行、相互平行的纤细条纹影。通过裂孔时聚拢，经贲门与胃小弯的黏膜皱襞相连续。

食管的蠕动将钡剂由上向下推进：第一蠕动波又称原发蠕动，系由吞咽动作引起，使钡剂迅速下行；第二蠕动波又称继发蠕动，由食物对食管壁的机械性刺激引起，始于主动脉弓水平向下推进；所谓第三收缩波是食管环状肌的局限性不规则收缩运动，表现为食管边缘不均匀的波浪状或锯齿状，出现突然，消失迅速，多发于食管下段，常见于老年人和食管贲门失弛缓症者。

此外，贲门上方 3～4cm 长的一段食管，是食管过渡到胃的区域，称为胃食管前庭段，是一生理性高压区，有防止胃内容物反流的重要作用。

2. 胃　胃近端入口为贲门，远端出口为幽门。内上边缘为胃小弯，其拐角处为角切迹，外下边缘为胃大弯，其最低点为胃下极。又分为胃底、胃体、胃窦三个区域，含气的胃底称为胃泡。

胃的形状与体形、张力和神经系统的功能状态有关。成人一般分为四种类型（表 5-23-1）。

表5-23-1　常见胃形与特点

胃型	特点			
	角切迹	位置、张力	形态	常见人群
牛角型	不明显	高	状如牛角	矮胖体形
鱼钩型	明显	适中	状如鱼钩	匀称体形
无力型	—	低	—	瘦长体形
瀑布型（侧、斜）	胃底向后方袋状突出，充盈后向胃体溢出，状如瀑布			匀称或矮胖体形

胃体小弯侧皱襞为纵行，胃窦黏膜皱襞主要与小弯平行，亦可斜行。胃体大弯侧黏膜皱襞呈斜行。故胃的轮廓在胃小弯侧和胃窦大弯侧光滑整齐，胃体大弯轮廓常呈锯齿状。胃底皱襞交错呈网状。

胃体部的运动方式为蠕动波，胃窦部为整体收缩，胃一般于服钡剂后 2～4h 完成排空。

3. 十二指肠　十二指肠上端连接幽门，下与空肠延续，全程呈"C"形，将胰头部包绕其中。在描述时，可将十二指肠全程称为十二指肠曲。分为球部、降部、水平部和升部。

球部呈等腰三角形或圆锥形，两缘对称，球部轮廓光滑整齐，黏膜皱襞为纵行条纹影。

降部以下黏膜皱襞形态则与空肠相似，多呈羽毛状。球部的运动方式为整体性收缩，降部以下的运动方式为蠕动波，波浪状向前推进，正常时亦可有逆蠕动。

4．空肠与回肠　空肠与回肠之间没有明确的分界，全长5～6m，其中2/5是空肠，上接十二指肠，3/5是回肠，经回盲瓣与盲肠相连。空肠与回肠造影的表现大不相同。空肠大部分位于左上中腹，黏膜皱襞为密集的环状或羽毛状，空肠影像常显示为羽毛状影像，如肠内钡剂少则表现为雪花状；回肠位于右中下腹和盆腔内，肠腔略窄，皱襞少而浅，常显示为充盈像，轮廓较光滑整齐，收缩或加压时可以显示其皱襞影像，多呈纵行。

小肠的蠕动是推进性运动，空肠蠕动迅速有力，回肠慢而弱。有时可见分节运动。服钡后2～6h钡剂可达回盲部，7～9h小肠排空。

5．结肠　位于腹腔四周，包括盲肠、升结肠、横结肠、降结肠、乙状结肠和直肠。升、横结肠转弯处为肝曲，横、降结肠转弯处为脾曲。除了横结肠和乙状结肠的位置及长度变化较大，其余各段位置比较固定。直肠居骶骨之前，直肠壶腹为结肠最宽的部分，其次为盲肠，盲肠以下的肠管则逐渐变窄。

结肠造影的主要特征，充钡时可见肠道向两边大致对称的袋状凸出，即结肠袋。它们之间由半月襞形成不完全的间隔。结肠袋的数目、深浅、大小因人因时而异，横结肠以上较明显，降结肠以下逐渐变浅、减少，至乙状结肠接近消失，直肠则没有结肠袋。

结肠的黏膜皱襞表现为纵、横、斜三种方向相交错的表现。横结肠以上黏膜皱襞较密集，且以斜行及横行为主，降结肠以下黏膜皱襞渐稀疏且以纵行为主。

结肠的蠕动主要是总体蠕动，右半结肠出现强烈的收缩，成细条状，将钡剂迅速推向远侧。结肠的充盈和排空时间差异较大，一般服钡后6h到肝区，12h到脾区，24～48h排空。

阑尾在钡餐或钡灌肠时均可能显影，呈长条状影，位于盲肠内下方。一般粗细均匀，边缘光滑，易于推动。阑尾不显影、充盈不均匀或其中有粪石而造成充盈缺损不一定是病理性改变。

（三）基本病变

1．形态的改变

（1）位置及移动度的改变：胃肠道多种原因可产生位置和移动度的改变。如肿块的压迫和推移可改变胃肠道的位置。推移常使某处比较"拥挤"，而别处又比较空虚。压迫可使管道出现压迹；粘连与牵拉除造成位置改变以外，还常引起移动度的受限。腹水亦可以造成肠道位置、移动度的变化。

（2）管腔大小的改变：超过正常范围的管腔持续性缩小称为管腔狭窄。其原因多种多样，可为先天性、炎症、肿瘤、外压、粘连、痉挛等。不同原因引起的狭窄也有各自的特点，如炎症性狭窄，范围较广泛，边缘整齐，与正常区域分界不清；肿瘤造成的狭窄范围多较局限，边缘多不整齐，且管壁僵硬，与正常区域分界清楚等。

超过正常限度的管腔持续性增大称为管腔扩张。胃肠道扩张多见于远端有梗阻或消化道肌张力减低。以前者较常见，远端梗阻可引起近端管腔的扩大，常有积液或积气现象，并有蠕动增强，比较常见的如幽门梗阻和肠梗阻；由于肌张力降低引起的管腔扩大没有远端狭窄，也可有液体和气体积聚，但肠管蠕动减弱。

（3）黏膜皱襞的改变：黏膜的异常表现对早期病变的发现和鉴别诊断有重要意义。常见的改变有以下几种（表5-23-2）：

表5-23-2 黏膜皱襞改变的类型和表现

改变类型	常见疾病	X线表现
黏膜皱襞破坏	恶性肿瘤	黏膜皱襞完整性和连续性中断，断端杂乱不堪的钡斑、破坏区与正常皱襞界限清楚
黏膜皱襞平坦	肿瘤、水肿	黏膜皱襞影像变淡，甚至消失
黏膜皱襞增粗和迂曲	炎性浸润、结缔组织增生等	透亮、影增宽、走形弯曲、结构紊乱
黏膜皱襞纠集	溃疡性改变	黏膜皱襞由四周向病变区集中、呈放射状或车辐状

（4）龛影：龛影是胃肠道壁的溃烂或凹陷达到一定深度后，造影时被钡剂充填，切线位上形成的局部轮廓向外突出的高密度影。龛影切线位易于显示，正位表现为类圆形高密度影。它是溃疡性改变的直接征象，有良恶性之分（表5-23-3）。

表5-23-3 良恶性溃疡的鉴别

鉴别要点	良性溃疡	恶性溃疡
龛影形态	形状规则、边缘光滑整齐	不规则、有尖角
龛影位置	位于胃轮廓之外	位于胃轮廓之内
龛影周围改变	黏膜线、项圈征、狭颈征、黏膜皱襞直达病变边缘	环堤征、指压征、裂隙征、黏膜皱襞未达龛影边缘而突然中断
龛影附近胃壁变化	柔软、有蠕动波	僵硬、蠕动波消失

（5）憩室：胃肠道管壁局部向外膨出的袋状高密度影。多是消化道壁局部组织较薄弱，造影时腔内压力增高或外在粘连牵拉从而使该区域整体向外膨出形成，需要与龛影区分，憩室内可看到连续完整的黏膜皱襞。

（6）充盈缺损：病变由消化道壁向腔内突出，使该处不能被造影剂充填而表现为器官轮廓的缺失，称为充盈缺损。多见于肿瘤，也可见于胃肠炎性肉芽肿、异物等，有良恶性之分。

2．功能性改变　胃肠道器质性病变常有功能性改变，包括张力、蠕动、运动力和分泌功能等的改变，功能性改变也可以单独存在。

（1）张力的改变：胃肠道有一定的张力，维持管腔的正常大小，由神经系统调节和平衡。迷走神经兴奋使张力增高，交感神经兴奋或迷走神经麻痹使张力降低。张力增高会使管腔缩窄、变小、而张力减低则可使管腔扩张。痉挛时局部张力增高，多为暂时性。

（2）蠕动的改变：为蠕动波的数目、幅度、频率和方向的变化。蠕动增强表现为蠕动波数目增多、幅度加大和频率加快；蠕动减弱表现为蠕动波数目减少、幅度变小和频率变慢；与正常运行方向相反的蠕动为逆蠕动，多提示远端有梗阻性改变；蠕动消失，表现为肿瘤浸润造成的蠕动局部消失或胃肠道麻痹造成的蠕动广泛消失。

（3）运动力的改变：运动力为胃肠道运送食物的能力，造影时具体表现在钡剂到达和离开的时间。例如，服钡剂后4h胃尚未排空可认为胃运动力减低或称胃排空延迟；服钡剂后少于2h钡剂即到达盲肠为小肠运动过快，超过9h而小肠尚未排空为运动力减低或排空延迟。胃肠道内钡剂的排空与张力、蠕动等有密切的关系。

（4）分泌功能的改变：正常情况下，空腹时肠内无液体积存。某些病变可以引起分泌功能的变化。胃分泌增加造成空腹状态下胃液增多，在立位可见胃内液平面，为空腹潴留，服钡剂时可见钡剂不能均匀地涂布在胃壁上而呈絮状，液面下可见滴落现象，从而使细微结构显示不清。小肠分泌增加使钡剂分散在分泌液中，或呈雪花状，黏膜皱襞模糊。大肠分泌增多时，钡剂附着不良，肠管的轮廓显示不清，钡剂在黏液中呈现线条状。

（四）常见疾病

1. 食管静脉曲张

食管静脉曲张是由于静脉回流障碍引起食管黏膜下静脉迂曲扩张。分为食管下段上行性静脉曲张与食管上段下行性静脉曲张，以前者多见。肝硬化门脉高压是最主要的原因，X线钡剂造影是显示食管静脉曲张的安全有效方法。在门静脉压力增高时，门静脉与腔静脉血流通过不畅，门静脉系统远端静脉分支的血管扩张和淤血，门静脉与腔静脉间潜在的侧支循环开放，门静脉血液通过侧支循环进入腔静脉系统。食管下端和胃底部黏膜下层的静脉丛是门腔静脉间侧支循环的重要途径之一，胃短静脉、胃冠静脉及食管静脉均扩张淤血，引起食管损伤黏膜面血管破裂出血。门静脉高压可有脾大、脾功能亢进、肝功能异常以及腹水等。

轻度食管静脉曲张局限于食管下段，表现为黏膜皱襞稍增粗、迂曲，管腔边缘略不平整，呈浅锯齿状。食管舒张与收缩良好，钡剂通过顺利。中度食管静脉曲张，病变累及中下段食管。迂曲扩张的静脉突入管腔内，低张气钡双对比相衰现黏膜增粗呈纵行粗大条状影和结节状影，钡剂充盈时表现为蚯蚓状或串珠状充盈缺损。食管边凹凸不平，管腔增宽，收缩不佳，排空延迟。重度食管静脉曲张，病变累及食管全长。食管明显扩张，腔内出现大小形状不一的圆形、环状或囊状充盈缺损，多数缺损相互衔接如曲链状，食管边缘呈锯齿状，管壁蠕动及收缩明显减弱，钡剂排空延迟，但管壁仍保持柔软度，是它与食管癌之间的区别。

食管静脉曲张常伴有胃底静脉曲张，但也可单独存在。胃底静脉曲张表现葡萄串样充盈缺损。严重者呈分叶状软组织块影，其形态可变，黏膜面光滑，胃壁无浸润表现。

2. 食管癌

食管癌早期无明显症状，晚期病例以进行性吞咽困难为主要临床特征。也可出现胸部不适和胸骨后疼痛，继续发展可有呛咳、声音嘶哑、消瘦及恶病质等晚期表现。

食管癌因大体病理形态不同，X线表现各有特点，概而论之，有如下表现：①钡剂通过受阻，病变较轻时，钡剂通过缓慢，于病变区稍有停顿，随着狭窄程度的增高，最后可发展为完全阻塞。②病变处管壁僵硬，扩张受限，蠕动消失。③病变局部管腔轮廓毛糙不规则，如虫蚀状，伴腔内充盈缺损及管腔狭窄。④黏膜皱襞破坏消失，代之以表现为凹凸不平形态多样、大小不一的钡剂滞留区，周围有不规则充盈缺损。⑤癌肿向腔外生长明显时，可在纵隔内形成软组织块影。

浸润型癌表现为食管腔长短不一的狭窄，其上方食管明显扩张，狭窄段黏膜皱襞破坏、消失，管壁僵硬，边缘整齐或毛糙。溃疡型癌表现为大小不一、形态不同的龛影，龛影可纵向发展呈长条扁平状，切线位时龛影深入食管壁内或突出于食管轮廓外，溃疡边缘可见环堤状隆起，黏膜皱襞至龛影边缘中断、破坏、管腔稍窄或不窄，常无明显的阻塞。蕈伞型（增生型）癌表现为腔内不规则充盈缺损和管腔不规则狭窄，充盈缺损的上下缘分界清楚。肿块基底部轮廓毛糙不整，表面呈菜花状，钡剂通过可有不同程度的梗阻。

溃疡型癌易发生穿孔，如与气管或支气管相通，即形成食管气管瘘或食管支气管瘘。吞钡时常使支气管显影。容易并发呼吸道和肺部感染。当癌肿穿破管壁进入纵隔，可形成纵隔炎甚至纵隔脓肿，吞钡可见造影剂进入不规则的脓腔。食管癌淋巴转移早期不易在X线上显示。严重的淋巴结转移可造成纵隔阴影增宽，如上胸部食管癌转移可引起右上纵隔增宽，中段食管癌可转移至气管分叉下淋巴结，在食管前壁及左右主支气管下缘产生压迹。

3．胃十二指肠溃疡

（1）胃溃疡

胃溃疡的直接征象是溃疡形成的龛影。如果溃疡龛影位于胃后壁，黏膜法、气钡双对比法和压迫法检查可显示龛影的充钡征象，充钡的龛影多呈圆形或椭圆形。直径在0.5～2.5cm。也可呈卵圆形、棒状或线状，龛影边缘多较锐利、整齐。龛影底部多光滑，有时龛影内有凝血块，可不光整。气钡双对比相上可见环状钡影。由于溃疡底部的纤维瘢痕收缩，龛影周围可见黏膜皱襞纠集，纠集的黏膜皱襞均匀地向龛影集中，并直达龛影口部。这些黏膜皱襞在达到龛影口部的过程中逐渐变细，加压相可见纠集的黏膜皱襞柔软。个别病例龛影周围黏膜层及黏膜下层水肿较明显，则可见纠集的黏膜皱襞在龛影周围逐渐变平。

位于小弯侧的溃疡龛影，在切线位X线像可见龛影向胃腔外突出，呈乳头状、锥状或三角形。在溃疡龛影与胃轮廓相交处可见以下征象：①黏膜线，表现为龛影口部的一条宽1～2mm光滑整齐的透亮线，是由于龛影口部黏膜层水肿增生向龛影内突入所形成。②项圈征，表现为龛影与胃轮廓相交处可见宽5mm左右的带状透亮区，如同项圈，故称为项圈征。③狭颈征，表现为龛影口部明显狭窄，使龛影犹如具有一个狭窄的颈，故称狭颈征。项圈征和狭颈征是由于溃疡周围的黏膜层和黏膜下层水肿增生形成向溃疡内突出所致。黏膜线、项圈征和狭颈征都是良性溃疡的特征表现。

发生于胃小弯的溃疡，由于溃疡邻近的纵行肌、斜行肌的痉挛或纤维组织收缩。可使呈蜗牛状。胃小弯溃疡，在相对应的胃大弯可出现切迹，这是由于胃环状肌痉挛或瘢痕收缩所形成，使胃呈"B"形或葫芦状。严重者，切迹深，与小弯靠近，钡剂进入胃上部后呈细流状进入胃下部，呈"沙钟胃"。胃窦部溃疡，可引起胃窦部的痉挛性狭窄。气钡双对比造影相上，溃疡部胃壁可因瘢痕、水肿、炎症使局部增厚，出现双边现象或多边现象，轮廓毛糙，失去原来细而均匀的征象。胃溃疡的患者，多伴有胃空腹潴留液增加，胃黏膜增粗迂曲等改变。

溃疡龛影深度超过10cm者，称为穿透性溃疡。溃疡龛影大而深，形如囊袋状，内有液体和气体，称为穿孔性溃疡。在钡剂进入后，立位投照可见有三层密度不同的物质，上层为透光的气体，中层为液体密度，下层为不透光的钡剂。有时可见两层。指溃疡已穿破胃壁，但由于穿孔周围胃浆膜等腹膜与邻近结构发生粘连，胃内容物未扩散到腹腔所形成。

（2）十二指肠溃疡

十二指肠溃疡是常见病，多见于青壮年，男性较多。是胃溃疡的5～6倍。十二指肠溃疡90%发生在球部，后壁多见，溃疡面呈类圆形，直径在4～10cm之间，深浅不一。溃疡周围可见水肿。由于痉挛和纤维组织增生可导致球部变形。溃疡向深部发展可造成穿孔。溃疡可多发，十二指肠溃疡与胃溃疡并存则称为复合溃疡，胰腺胃泌素瘤可并发十二指肠多发溃疡，称为Zollinger-Ellison综合征。溃疡愈合时，浅小溃疡黏膜面修复，十二指肠恢复正常，溃疡较深，愈合留下瘢痕，造成十二指肠变形。

临床多表现为上腹周期性、节律性的疼痛，伴有反酸、恶心、压痛点多在剑突下偏右。

钡剂造影发现龛影是诊断溃疡的直接征象。发生于球部的龛影多在球部的近基底部，类圆形，边缘光滑，周围可有水肿带环绕。切线位表现为突出腔外的锥形、乳头状。溃疡愈合后，双对比相可见龛影呈线状或小点状，周围黏膜皱襞纠集。常见不到龛影，但有恒久的球部变形，也可做出溃疡的诊断。球部变形可表现为球的单侧或双侧痉挛切迹，也可表现为球部的挛缩狭窄，十二指肠球部的变形可与龛影同时存在。钡剂到达溃疡所在部位时不易停留，迅速通过，称为激惹征，是炎症和溃疡活动期的表现。溃疡常伴有局部黏膜纠集。如龛影周围水肿明显，纠集的黏膜襞在水肿圈外消失。透视下压迫溃疡龛影局部，患者诉压痛明显。球部溃疡往往伴有胃部炎症。也可伴有轻度贲门痉挛甚至并发幽门梗阻。

4. 胃癌

胃癌是常见的恶性肿瘤，其死亡率占全部恶性肿瘤死亡率的1/5～1/4，早期发现、早期诊断和早期治疗对提高胃癌患者的生存率和生存质量有重要的意义，X线胃钡剂造影是胃癌检出和诊断的主要方法之一。

胃癌在早期无症状，或有上腹不适、食欲缺乏等非特异性症状。进展期胃癌可出现粪便潜血持续阳性、贫血、上腹肿块。贲门癌则可有吞咽困难、幽门梗阻。

肿块型癌为向胃腔内生长的肿块，肿块表面凹凸不平。充盈像表现为分叶状或菜花状充盈缺损，表面可有表浅的凹陷。双对比相可全面地显示肿块的表现情况，加压时肿块大小变化较小。切线位可显示肿块的宽基底，局部胃壁僵直，周围胃壁及黏膜面正常。

溃疡型癌表现为龛影，溃疡龛影往往较大，呈多角状或不规则形，在切线位上，龛影全部或部分位于胃腔轮廓之内，称为腔内龛影。在癌肿的周围，往往呈结节状或环堤状隆起，隆起的癌结节在钡剂造影的黏膜相、加压相或双对比相上形成龛影边缘的"指压迹"状充盈缺损，充盈缺损之间的缝隙呈尖角状向外突出，是为"裂隙征"。如癌溃疡呈火山口状，周围的环状隆起称为"环堤征"。如病变骑跨在胃角切迹或小弯，切线位加压投照时，这种充有钡剂、大而浅的龛影呈半月状，与周围的半环状的环堤构成"半月征"。龛影周围黏膜皱襞中断、消失，皱襞的断端呈杵状、结节状，相互融合或呈笔尖状。局部胃壁僵硬、毛糙。无蠕动波通过。可扪及肿物。

浸润型癌根据浸润范围的不同，又可分为局限浸润型和弥漫浸润型。弥漫型表现为全胃或大部分胃壁受浸润，充盈时见胃腔缩小，胃壁僵硬，蠕动消失，轮廓毛糙，扩张受限，形如皮革样，称为"皮革样胃"。胃黏膜面正常结构消失，表现呈不规则结节状。当幽门受侵犯时则钡造影可见造影剂入胃后即经开放状态的胃幽门进入十二指肠，不需蠕动波的推送。胃内也无钡剂停留，胃排空快。局限浸润型癌局限于胃的某一部位胃壁，造成局限的胃壁僵硬，蠕动消失。黏膜面可表现为皱襞增粗、扭曲或展平、破坏。局部胃腔缩窄变形，与周围正常胃壁分界呈渐行性改变。

贲门癌在造影前腹部透视或平片可见胃泡内软组织肿块影。气钡双对比造影对显示软组织肿块影则更为清楚。肿块呈结节状、分叶状或不规则形。贲门癌溃疡龛影很常见，大小深浅不一，常位于贲门下区。发生于胃底部的癌肿，可使胃泡与膈肌之间的距离增加，超过10mm，动态观察形态改变不明显。胃底贲门浸润显著，可使胃底贲门区明显变形。贲门口受侵时，钡剂通过贲门时，由于贲门区肿物的阻挡可出现分流、绕流或成角现象，贲门轻度狭窄，钡剂通过贲门时呈喷射状。贲门癌向上侵犯食管可使食管下端受累。出现食管下端狭窄、扩张受限、黏膜皱襞破坏和管壁毛糙僵硬。

5. 结肠癌

结肠癌是常见肿瘤，多数结肠癌生长较慢，转移较晚，如能早期发现，早期手术切除，预后较好。结肠癌多发生在直肠和乙状结肠，40岁以上的男性多发。绝大多数结肠癌为腺癌。少数为黏液癌、印戒细胞癌、鳞癌、腺棘癌和未分化癌。

大体病理学，结肠癌可分为表浅型、肿块型、局限溃疡型、浸润溃疡型、弥漫型和特殊型。绝大多数进展期结肠癌在大体形态学上属于局限溃疡型，其次较少见的为局限浸润型和肿块型，弥漫浸润型和不能分型者很少见。

肿块型表现为突出肠腔内的充盈缺损，可呈块状、分叶状或菜花状，表面可有表浅龛影。病灶基底部常有凹陷性切迹和边缘性缺损。与周围肠壁有清楚分界。气钡双对比造影可以良好地显示肿块的形态、表面状况和肿块与正常黏膜交界区的改变。肿块型结肠癌，较少引起肠腔狭窄，但易引起肠套叠。一般来说，成人肠套叠多由肠内肿物所致。

局限溃疡型占进展期结肠癌的3/4，肿瘤边缘分界截然，有清楚的环堤，肿瘤中央有边界清楚的火山口样溃疡龛影。由于结肠管腔较胃腔窄，因此显示溃疡龛影或充分显示龛影对于判断病变的大小范围和深度有一定价值。这一类型的癌，如侵犯结肠全周时，X线上表现为局限狭窄的管腔内伴有不规则龛影，称为"苹果核征"。

浸润溃疡型约占进展期结肠癌的1/8。病变表现为不规则的大而浅的龛影，龛影周围隆起较平坦，无明显环堤，隆起的边缘平缓，与正常组织分界不清，可见黏膜皱襞的粗大，呈结节状隆起。此种类型病发生率高。在X线检查时，使钡剂充分流至病变部位，使之形成良好的双对比相，可以很好地显示病变的边缘和病变中心的形态。有助于与炎性和肠外癌肿浸润的鉴别。

弥漫浸润型很少见，仅占进展期结肠癌的1%。多发于直肠、乙状结肠和降结肠。X线上，病变区与正常黏膜境界不清，病灶表面看不到明显的溃疡龛影和环堤样隆起，偶可见较浅小的黏膜缺损，周围有黏膜纹的纠集。肠管可见范围较长的两侧性狭窄，轮廓毛糙。本型结肠癌，往往有黏膜下层和肌层明显的纤维化，使管壁僵硬，无活动性，黏膜面可见凹凸不整的粗大结节状改变，伴有散在的浅而不整的溃疡面。

6．急腹症

（1）肠梗阻

各种原因造成的肠腔内容物运行障碍称为肠梗阻。X线检查对确定肠梗阻的类型、性质、范围和程度有较大的帮助。根据肠梗阻发生的原因，肠梗阻可分为三类：机械性肠梗阻，由于器质性病变而妨碍肠管的运行，各种原因造成的肠管狭小、肠外粘连、肿物压迫、内腔堵塞等。根据梗阻的肠管有无血运障碍，又分为单纯性肠梗阻与绞窄性肠梗阻。动力性肠梗阻分为麻痹肠梗阻和痉挛性肠梗阻。麻痹性肠梗阻见于腹部手术后、弥漫性腹膜炎，胆、肾绞痛，腹部钝伤；痉挛性肠梗阻可为过敏或中毒等原因所造成。血运性肠梗阻为肠系膜动脉栓塞或静脉血栓形成引起肠管血运不良，失去运动能力所致。

单纯性肠梗阻大多为粘连索带、蛔虫团、肠狭窄等引起，病变开始后3～5h出现梗阻以上的肠管胀气和扩张，并随时间而向上延伸。梗阻远侧肠腔内气体减少或无气体。卧位观察，充气扩大的小肠呈连贯的透亮影，往往横跨大部分腹腔，称为大跨度肠袢，常自中腹部向左上腹部层层平行排列，互相挤靠，形成所谓"阶梯状"表现。立位检查或卧位水平投照，则见充气肠曲中有多数液平面，其宽度不等，呈拱形，透视下液面上下运动，提示肠蠕动亢进。根据充气扩大的小肠的范围，可判断梗阻部位。充气肠曲位置高，液平少，肠管内皱襞显著，表示梗阻部位高。充气肠曲多，液平多，布满全腹，表示梗阻部位低。

绞窄性小肠梗阻，发生梗阻的肠曲两端及其系膜血管同时受压闭塞，这种两端不通的肠袢称为闭袢，这种梗阻称为闭袢性肠梗阻。见于小肠扭转，粘连索带压迫。梗阻初期，肠袢缺血缺氧，肠管痉挛，迅即发展为肠管舒张、麻痹、蠕动无力。闭袢内充满不能被吸收和排出的肠液与血性渗出液，气体少。肠壁则从水肿发展至坏死。闭袢的系膜则水肿充血、变厚、缩短。闭袢内大量积液，在周围充气肠曲的衬托下显示为密度增高的软组织阴影，称为假肿瘤征。位置较固定，近端肠曲扩张积液。闭袢内扩张积气，超过邻近肠曲的一倍以上，是由于气体通过近端梗阻点进入闭袢内，但不能通过远端梗阻点排出，肠袢卷曲如马蹄形，或呈咖啡豆状。小肠内出现较多的长液平，气柱低而扁，小肠黏膜皱襞消失。由于肠内液体多，气量少，及肠管张力降低或消失所致。如小肠内充满液体而少量气体散发在黏膜皱襞之间，腹部平片上表现为串珠状小气泡影，称为小肠内多液量征。长期的小肠沿其系膜根部扭转，皱襞密集的空肠肠曲位于下腹偏右，而皱襞稀少的回肠肠曲位于上腹偏左。称为空回肠转位征。充气扩张的小肠肠曲蜷曲并在两端相互靠拢，排列成同心圆状、"8"字形、花瓣状、香蕉状。这种小跨度肠袢的形成，是由于闭袢的系膜水肿、增厚、缩短而将闭袢肠牵拉蜷曲所致。绞窄性小肠梗阻，可在短期（1～2天）内出现大量腹水征，表现为腹脂线与肠管距离增大，相邻肠袢间距离增宽，中下腹密度增高等。

麻痹性肠梗阻，是由于各种原因造成胃肠道动力丧失，致使肠内容物通过障碍。常见的原因是急性腹膜炎和手术后，也可见于脓毒败血症、低钾血症、严重外伤性休克。腹膜后间隙感染或血肿等。腹部胀痛和便秘，体检可见腹部膨隆和肠鸣音消失。X线卧位片上，表现为小肠、结肠弥漫性轻度至中度充气扩张，胃也有胀气扩张。充气扩张的胃肠道拥挤在腹腔内，状如蜂窝状。立位可见充气扩张的大肠、小肠及胃内宽窄不等的液平。由于肠运动力减弱，透视观察液平面活动少。另外，急性腹膜炎的病人常出现腹水征，严重者腹脂线模糊，肠壁因水肿、充血而增厚，甚至出现横膈动度受限、胸腔积液等征象。

（2）胃肠道穿孔

胃肠道穿孔常继发于胃肠道的溃疡、外伤、炎症及肿瘤。以胃、十二指肠溃疡穿孔常见。穿孔后，胃肠道的气体和液体逸入腹腔，引起局限性或弥漫性腹膜炎。由于穿孔都是继发于其他疾病，故病人都有有关的病史。穿孔发生后，病人突然腹痛加剧，并呈持续性，常伴有恶心、呕吐、便秘症状，体检可见局限性或弥漫性腹膜炎的体征，血液检查可见白细胞总数增高和嗜中性粒细胞增多。

穿孔后，气体进入腹膜腔，游离于腹腔内，称腹腔游离性气体，立位时气体上升至膈下，表现为膈下弧形或半月形透光影。侧位水平投照则气体位于腹壁及肠道之间。但腹腔内游离性气体也可见于腹部手术后、子宫输卵管通气后，腹腔内产气杆菌感染和肠气囊肿破裂等。

胃肠道穿孔后，还可出现腹水征象，仰卧位X线片上，少量腹水表现为盆腔内密度增高，盆腔内充气肠曲位置上移。腹水量多时，则可见两侧肋腹部腹脂线与充气肠曲之间距离加宽，大量腹水时，充气肠曲漂浮于腹腔中央。同时伴有急性腹膜炎和麻痹性肠梗阻的表现。

【注意事项】

1．助理医师临床实践操作考试中，消化道溃疡、胃癌、食管癌、结肠癌以及消化道急腹症是常考内容。

2．把握考试大纲，紧密结合题目中的临床症状，病人信息，仔细揣摩所给题目和症状很重要。

3．观察所给备选答案，对照图片逐一排除。

4．消化道溃疡有无龛影是诊断的要点，消化道肿瘤往往考查有无充盈缺损和消化管腔的狭窄。

5．急腹症的临床症状比较明显，有无液平面是肠梗阻的考查要点，有无膈肌下的游离气体或腹膜腔间隙内有无积气是消化道穿孔的考查要点。

（潘炳灿）

项目二十四　骨骼与肌肉系统

【目的要求】
1．掌握骨骼与软组织常见基本病变的影像表现；长骨骨折、急性化脓性骨髓炎、骨结核的影像表现。
2．熟悉骨骼正常影像表现；骨肉瘤、骨巨细胞瘤的影像表现。
3．了解关节基本病变影像表现。

【设备用品】
多媒体实验室、影像诊断软件、影像检查胶片资料。

【方法内容】
骨骼中含有有大量的钙盐，它与周围的组织结构存在着良好的自然对比，对于骨骼本身而言，骨皮质、骨松质和骨髓之间也有密度上的差别，因此，普通X线检查即可使骨、关节清楚显影，骨、关节疾病也易于在X线片上显示出来，经观察、分析可做出诊断。

（一）检查方法
见表5-24-1。

表5-24-1　骨关节系统的检查方法

分类	检查方法	评价
普通检查	透视	透视因其特点，对于骨关节系统来说，适用于：寻找不透X线的异物及定位；外伤骨折或脱位的观察和复位
	摄片	摄片为最常用的检查手段，常用的体位有正位侧位、斜位（手、足等）、轴位（髌骨、跟骨等）
特殊检查	体层摄影、放大摄影	前者可检查结构复杂或重叠部位，后者可显示细微结构与改变
造影检查	关节造影	可使关节内软骨盘、滑膜、关节囊等软组织结构显影
	血管造影	用于肢体动脉，通过血运的分布和血管形态的变化，进行血管疾病的诊断和良、恶性肿瘤的鉴别；用于四肢静脉，可观察静脉阻塞的原因和部位，对于静脉曲张可确定深、浅静脉间有无交通，有助于手术方法的选择

（二）正常X线表现
人体骨骼因形态不同可分长骨、短骨、扁骨和不规则骨四类。
骨骼是由中胚层间充质细胞演变而来，成骨有两种形式：一种为膜化骨，即先形成纤维组织膜，膜内形成骨化中心，继而扩大完成骨化。如颅骨和面骨；另一种为软骨内化骨，首先形成软骨雏形，软骨内形成骨化中心，不断完成骨化，大部分骨骼属于这种成骨方式。
骨的结构包括骨质、骨膜、骨髓腔。骨质分为密质骨和松质骨两种。长骨的骨皮质和扁骨的内外板为密质骨，骨结构密实，钙盐含量多，X线片为均匀高密度影。松质骨由骨小梁组成，位于管状骨的两端、扁骨和不规则骨的内部，彼此交织成网，X线表现为密度低于密质骨的骨小梁交叉排列成网状影。

1. 长骨

小儿骨骼　长骨是软骨雏形经骨化形成的，存在原始骨化中心和继发骨化中心。人出生时，长骨骨干由于原始骨化中心的作用已大部分骨化，但两端仍为软骨，称为骺软骨。出生之后，骺软骨中会出现继发骨化中心。因此，小儿长骨的主要特点是两端骺软骨尚未完全骨化。可分为骨干、干骺端、骨骺及骨骺板四部分（图5-24-1）。

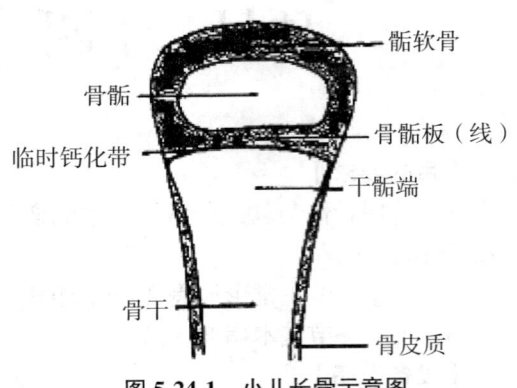

图 5-24-1　小儿长骨示意图

（1）骨干　长管状，外层密质骨称为骨皮质，X线表现为密度均匀、边缘清楚锐利的高密度影，在骨干中段最厚，越向两端越薄。骨干中央为骨髓腔，X线表现为由骨皮质包绕的带状无结构的半透明区。骨皮质内外面（除关节囊内部分以外）均覆有骨膜，骨膜为软组织且很薄，正常情况下不能显影，仅病理状态可见。

（2）干骺端　为骨干向两端膨大的部分，主要由松质骨构成，X线表现为骨小梁彼此交叉呈网，周边为薄层骨皮质。顶端为一横行薄层致密影，为干骺端的临时钙化带，通过软骨内成骨逐渐向骨骺侧移动，使骨骼不断变长。

3. 骨骺　位于长骨两端。在胎儿及儿童时期多为软骨，即骺软骨，X线片上不显影。随着儿童的不断生长和发育，其中出现小点状高密度影，称为骺核，增大后称为骨骺。

4. 骨骺板（线）　存在于骨骺和干骺端之间的这部分骺软骨。随着骨骺与干骺端不断生长变化，两者之间的软骨层逐渐变薄而呈板状时，称为骨骺板。骨骺板随着生长发育继续变窄，X线片上可呈横行的半透明线，称为骨骺线。发育完成，骨骺线会闭合消失，骨骺与骨干结合，形成骨端。

成人骨骼　成人骨骼发育完全，骨骺与干骺端结合，骨骺线消失。分为骨干和骨端两部分。骨端顶部有一薄层蛋壳样骨板为骨性关节面，骨端各部位因承受的重力，功能活动等因素的不同，骨小梁的粗细，数目及排列会有显著差异。

2. 四肢关节

四肢关节包括关节面、关节囊、关节腔。

关节有两个或两个以上的骨端构成。构成关节的骨骼相对应的区域为关节面，上面覆盖有一层关节软骨，光滑且具有很强的弹性，可以减少摩擦，缓冲运动震荡，保护下方的骨质。关节软骨没有血供，营养来自于关节滑液，并且关节软骨不可再生，一旦被破坏或损伤即为纤维组织所代替。关节囊分为两层，外层为致密结缔组织形成的纤维层，主要和韧带一起加固关节，内层为滑膜层，可以分泌滑液，营养和润滑关节软骨。囊内空隙称为关节腔。

X线上，关节囊一般情况下不能显示，关节显示为关节面和关节间隙两部分。关节面即骨性关节面，为骨骼顶端，表现为光滑锐利的弧线状高密度影。关节间隙是相对应的骨性关节面之间的透亮空隙，由于关节软骨不显影，X线片上的关节间隙包含了关节软骨的厚度和解剖间隙，软骨越厚则间隙越宽，反之，软骨的广泛破坏会导致关节间隙的狭窄。新生儿的关节间隙，由于骨端有骺软骨，骨化中心尚未出现或很小，而显得很宽。

3. 脊柱

脊柱由椎骨和其间的椎间盘组成。除第1、2颈椎和骶尾椎外，每个椎骨都是由椎体及椎弓两部分构成。成人脊柱存在四个生理性弯曲，颈曲、腰曲凸向前，胸曲、骶曲凸向后。

成年脊椎椎体呈短的圆柱状，上下平面平直。后方为椎弓，椎弓由两个椎弓根和两侧椎弓板构成。椎体与椎弓之间相连接的部位即椎弓根，椎弓板后方联合成棘突。在每侧椎弓都有一个横突及上、下关节突，同侧上下两个关节突组成脊椎小关节。椎体与椎弓围成椎孔，椎孔上下相连构成椎管，容纳脊髓。椎体之间为椎间盘，弹性强，有缓冲压力、保护椎体和支持脊椎活动的作用。

在正位片上，椎体呈长方形，由上向下依次增大，主要由松质骨构成，纵行骨小梁比横行骨小梁明显。周围为薄层骨皮质，较清楚整齐，尤其上下缘最为清楚，称为终板。椎体两侧有横突影。在横突内侧可见环形高密度影，为椎弓根横断面投影，称为椎弓环。椎体中央的偏下方存在尖端向上的三角形的致密影，为棘突的投影，大小与形状不同，但在一条直线上。

在侧位片上，椎体也呈长方形，其上下缘与后缘皆成直角，椎弓居其后方。椎间盘位于椎体之间，呈宽度匀称的横行半透明影，称之为椎间隙，有向下逐渐增宽的趋势。在椎体后方的椎管显示为纵行的半透明区。下关节突在下一个脊椎上关节突的后上方，可以保持脊椎的稳定，不向前滑出。脊椎小关节为间隙匀称的半透明影，颈、胸椎侧位显示清楚，腰椎正位清楚。相邻椎间盘、椎体、椎弓及关节突之间为椎间孔，表现为类圆形半透明影，颈椎斜位显示清楚，胸、腰椎侧位清楚。

（三）基本病变 X 线表现

1. 骨骼的基本病变

（1）骨质疏松 骨质疏松是指单位体积内骨组织含量减少，即骨的有机成分和无机成分都减少，但两者之间的比例仍正常。

骨质疏松可见于多种疾病，分为全身性的和局限性的。全身性骨质疏松主要是见于老年人、营养不良、代谢或内分泌障碍；局限性骨质疏松多为失用性质、炎症、肿瘤等。

骨质疏松的 X 线表现主要是骨骼密度减低。表现为骨皮质变薄，骨小梁变细、稀疏、间隙增宽等。严重时皮质细薄如线，骨小梁缺失，骨骼密度几乎和软组织密度相仿。在脊椎，皮质变薄，横行骨小梁变少或消失，纵行骨小梁明显。严重时，椎体内结构消失，椎体变扁，其上下缘内凹，而椎间隙双凸。疏松的骨骼易发生骨折，椎体有时可压缩呈楔形。

（2）骨质软化：骨质软化是指单位体积内骨组织有机成分正常，而钙盐含量减少，它们之间的比例失常。骨内单纯的钙盐含量降低，骨骼失去硬度而变软。

在成骨过程中，骨样组织的钙盐沉积发生障碍，即可引起骨质软化。造成钙盐沉积不足的原因有维生素 D 缺乏、肠道吸收功能减退、肾排泄钙磷过多和碱性磷酸酶活性减低。骨质软化系全身性骨病，发生于生长发育期为佝偻病，于成年时期称为骨质软化症。

骨质软化的 X 线表现与骨质疏松有些类似，如骨密度减低，骨小梁变细，骨皮质变薄。但是不同点在于未钙化骨样组织增多导致骨小梁和骨皮质边缘模糊；同时由于骨质软化，出现一些特殊的改变：①骨骼承重不足，容易变形，持重部位更易见到；②可见"假骨折线"，表现为宽约 1～2mm 的光滑透亮线，与骨皮质垂直，边缘稍致密，好发于耻骨支、肱骨、股骨上段和胫骨等，是骨质软化比较可靠的指征；③生长发育期时，佝偻病的表现如干骺端杯口状凹陷、边缘毛刷状改变等。

(3) 骨质破坏：骨质破坏是局部骨组织为病理组织所取代而造成的骨结构的消失。可以由病理组织本身引起或由它引起破骨细胞生成或活动增强所致。骨松质或骨皮质均可发生破坏。

骨质破坏见于炎症、肉芽肿、肿瘤或瘤样病变。不同病因造成的骨质破坏，在X线表现上虽无特征，但由于病变的性质、发展的快慢和邻近骨质的反应性改变等，又可形成它各自的一些特点。如炎症的急性期或恶性肿瘤，骨质破坏常较迅速，轮廓多不规则，边界模糊，可称为溶骨性破坏；而炎症的慢性期或良性骨肿瘤，引起的骨质破坏进展缓慢，边界清楚，有时可见硬化带，靠近骨外膜时可使局部骨骼轮廓膨胀，可称为膨胀性破坏。

骨质破坏的X线表现是局部骨质密度减低、正常骨结构消失。骨皮质破坏，在早期X线上呈筛孔状，继而呈虫蚀状；骨松质的早期破坏多为斑片状骨小梁缺失，骨质破坏发展到一定程度后，往往伴随皮质和松质的大片缺失。

(4) 骨质增生硬化：骨质增生硬化是单位体积内骨组织含量的增多。是成骨细胞活动增加或破骨细胞活动减少或两者同时存在所致。因病变影响成骨细胞活动造成较常见，少数是因病变本身成骨，如肿瘤细胞成骨。

骨质增生硬化见于多种疾病。多数是局限性骨质增生，见于慢性炎症、骨折修复和某些成骨性骨肿瘤。少数为全身性骨质增生，见于代谢性骨病、中毒等导致，如氟中毒、石骨症等疾病。

骨质增生硬化的X线表现是骨密度的增高，骨小梁增粗、增多、密集，骨皮质增厚致密。明显者，则难以分清骨皮质与骨松质。发生于长骨可见骨干粗大、骨髓腔变窄或消失。

(5) 骨膜增生：又称骨膜反应，是骨膜受到刺激后，骨膜内层成骨细胞活动增加引起的骨膜新生骨。骨膜增生多见于炎症、肿瘤、外伤、骨膜下出血等。骨膜增生的厚度与范围同发生的部位、病变性质和发展阶段有关。如炎症引起的多广泛，肿瘤引起的多局限。随着疾病的好转或痊愈，骨膜反应可变致密，逐渐与骨皮质相融合，表现为皮质的增厚，痊愈后新生部分可被吸收，骨骼恢复原本的形态。

影像学表现多种多样，可为平行形、葱皮样、花边样、针状、放射状、三角形等形状。

(6) 骨质坏死：骨质坏死是骨组织局部血液供应中断、代谢停止，骨质发生坏死，坏死的骨质称为死骨。在早期骨小梁和钙质含量没有变化，此时X线上也无异常表现。当血管丰富的肉芽组织长向死骨，则出现破骨细胞对死骨的吸收和成骨细胞的新骨生成。

感染、外伤、肿瘤、药物、代谢障碍、血液病及高气压作业等很多疾病或情况都可造成骨质坏死。

X线表现是骨质局限性密度增高，其原因：一是死骨表面有新骨形成，或坏死的骨质被压缩，这是绝对密度增高；二是死骨周围骨质被吸收，或在肉芽组织、脓液包绕衬托下，显示为高密度影，这是相对密度增高。死骨的形态因疾病的发展阶段而不同，死骨会随时间渐渐被吸收。

(7) 骨或软骨内钙化：骨骼或软骨内出现异常钙盐沉积。X线表现为大小不等的颗粒状、环形或半环形致密影。可见于骨栓塞、软骨肿瘤、关节软骨退行性改变等。

(8) 矿物质沉积：铅、磷、铋等进入体内，大部分沉积于骨内，在生长发育期明显，主要位于生长活跃的干骺端。X线表现为多条相互平行的横行致密带，厚薄不一，于成年则不易显示。

(9) 骨骼变形：骨骼变形与骨骼大小改变并存，可累及一骨、多骨或全身骨骼。局部病变或全身性疾病均可引起。如骨肿瘤可使骨局部膨大、变形；发育畸形使一侧骨骼增大；脑垂体功能亢进使全身骨骼增大；骨软化症和成骨不全使全身骨骼变形；内分泌障碍可使全身骨骼短小等。

　　2．周围软组织病变　骨骼X线片上可看到肌肉、肌间隙和皮下脂肪等影像。外伤和感染引起软组织肿胀时，X线表现为局部密度增高，正常层次模糊不清；开放性损伤、厌氧杆菌感染于软组织影像内可见气体；软组织肿瘤或恶性骨肿瘤侵犯软组织，可见软组织肿块影；肢体运动长期受限，可见肢体变细、肌肉变薄，或先天性骨疾病可引起全身肌肉发育不良从而出现软组织萎缩；软组织内出血、肿瘤等疾病可导致软组织内钙化。

　　3．关节的基本病变

　　(1) 关节肿胀　关节肿胀常由于关节积液或关节囊及其周围软组织充血、水肿、炎症所致。X线表现都是关节周围软组织层次不清、密度增高，大量关节积液可见关节间隙增宽。

　　(2) 关节破坏　关节破坏是关节软骨及其下方的骨性关节面为病理组织所侵犯、取代。X线表现是当破坏只累及关节软骨时，表现为关节间隙变窄。在病变累及骨性关节面时，则出现相应部位的骨质破坏和缺损。关节间隙狭窄和骨质破坏程度不尽相同，严重时可引起关节半脱位、脱位和变形。

　　关节破坏是判断关节疾病的重要依据。破坏的部位与进程因疾病而异。急性化脓性关节炎，骨质破坏多累及持重面，破坏范围有时十分广泛。关节滑膜结核，表现为骨骼边缘部分的虫蚀状破坏。类风湿性关节炎到晚期才引起关节破坏，表现为边缘的小囊状破坏。

　　(3) 关节退行性变　关节退行性变为关节软骨的变性、坏死和溶解，逐渐为纤维组织取代。继而累及骨质，造成骨性关节面骨质增生硬化，骨缘骨赘形成，关节囊肥厚、韧带骨化等改变。

　　这种变化多见于老年人，以承重的脊柱、髋、膝关节明显。此外，也常见于运动员和搬运工人，由于慢性创伤和长期承重所致。不少疾病也可引起继发性关节退行性变。

　　关节退行性变的早期X线表现主要是骨性关节面模糊、中断、消失。中晚期表现为关节间隙狭窄、骨性关节面增生硬化并可出现囊变、骨赘生成，一般没有明显的骨质破坏，亦无骨质疏松。

　　(4) 关节强直：是多种疾病造成关节破坏后，构成关节的骨端被其他组织连接在一起。根据连接的组织不同可分为骨性强直与纤维性强直两种，无论为哪一种，此时的关节已失去正常功能。

　　骨性强直是关节明显破坏后，构成关节的骨端由骨组织连接。X线表现为关节间隙明显变窄或消失，并有骨小梁贯穿构成关节的骨端。多见于化脓性关节炎严重破坏愈合后。

　　纤维性强直是关节破坏后，构成关节的骨端由纤维成分连接，X线上关节间隙多变窄，且无骨小梁贯穿。常见于关节结核愈合后，诊断需结合临床。

　　(5) 关节脱位：关节脱位是组成关节的骨端失去正常的解剖对应关系或间距增宽。有完全脱位和半脱位两种。就病因上多为外伤性，也有先天性或病理性。外伤性脱位多有外伤史并伴有骨折；先天性多见于婴幼儿，有一定好发部位；病理性继发于关节或邻近组织的疾病。

　　X线上表现为构成关节的骨端间距增大、分离和错位。

　　4．骨折

　　骨折以长骨骨折和脊椎骨折较为常见。

患者一般均有明显的外伤史，并有局部持续性疼痛、肿胀、功能障碍，有些还可出现肢体局部畸形。骨折是骨或软骨结构发生断裂，骨的连续性中断，骨骺分离也属骨折。骨折后在断端之间及其周围形成血肿，为日后形成骨痂修复骨折的基础。

(1) X线表现　骨折的基本X线表现：骨折的断裂多为不整齐的断面，X线片上呈不规则的透明线，称为骨折线，于骨皮质显示清楚整齐，在骨松质则表现为骨小梁中断、扭曲、错位。当中心X线通过骨折断面时，则骨折线显示清楚，否则可显示不清，甚至难以发现。严重骨折常致骨变形。嵌入性或压缩性骨折骨小梁紊乱，甚至局部骨密度增高，而可能看不到骨折线。

(2) 骨折的类型　根据骨折的程度可分为完全性和不完全性。前者骨折线贯穿骨全径，后者则不贯穿全径。根据骨折线的形状和走向，可将骨折分为横形、斜形和螺旋形骨折。复杂的骨折又可按骨折线形状分为T形、Y形等。根据骨碎片情况可分为撕脱性、嵌入性和粉碎性骨折。

(3) 骨折的对位和对线关系　完全性骨折，要注意骨折断端的移位。确定移位时，以骨折近端为准，借以判断骨折远端的移位方向和程度。骨折端可发生内外或前后移位，下断端亦可相错重叠或分离，重叠时必然有内外或前后移位。骨折端还可有成角，即两断端纵轴形成大小不等的交角。此外，骨折还可发生旋转移位，即断端围绕该骨纵轴向内或向外回旋。

上述骨折断端的内外、前后和上下移位称为对位不良，而成角移位则称为对线不良。骨折的对位及对线情况与预后关系密切，故应注意观察。X线摄影需包括正、侧位，而观察旋转移位，则需包括上、下两个关节。在骨折复位后复查时，应注意骨折断端的对位与对线关系。

(4) 骨折断端的嵌入　骨折断端可能相互嵌入，形成嵌入性骨折。临床诊断困难。X线片上并不显示透明的骨折线，反而表现为密度增加的条带状影，系因相互嵌入的骨断端重叠所致。骨皮质与骨小梁连续性消失，断裂相错。由于嵌入可引起骨骼的缩短与变形，但断端移位多不明显。嵌入性骨折以股骨颈部发生较多，一般不难诊断。

(5) 儿童骨折的特点：骨折发生在儿童长骨，由于骨骺尚未与干骺端结合，外力可经过骺板达干骺端而引起骨骺分离，即骺离骨折。由于骨骺软骨不能显影，所以它的骨折线并不能显示，X线片上只显示为骺线增宽或骺与干骺端对位异常。还可以是骺与部分干骺端一并撕脱。在儿童，骨骼柔韧性较大，外力不易使骨质完全断裂，仅表现为局部骨皮质和骨小梁的扭曲，而看不见骨折线或只引起骨皮质发生皱折、凹陷或隆突，即青枝骨折。

5. 急性化脓性骨髓炎

常为金黄色葡萄球菌感染所致，感染途径分为三种：为血行性，由附近组织的直接蔓延或开放性创伤直接进入，好发于青少年，以四肢干骺端常见，临床症状发病急骤，高热，明显中毒症状，患肢红肿热痛，功能障碍。

早期X线征象仅为软组织肿胀，表现为皮下脂肪层密度增高，有粗大网状结构，肌间隙模糊或消失，脓肿所在部位密度增高。但X线不能鉴别软组织肿胀与脓肿。穿刺抽脓造影可解决这个问题。根据平片上疑有脓肿的部位和查体时有压痛、对有波动的部位进行穿刺，尽量抽出脓液，再注入等量造影剂。骨膜下脓肿，造影剂包绕骨干，紧贴骨膜下皮质骨，外缘光滑，略为膨隆。如果骨膜下脓肿破裂，则造影剂分布极不规则，并向周围扩散。

发病10天后，开始出现骨骼变化，先在干骺端出现局限性骨破坏，继而形成散在的不规则的骨小梁溶解破坏区，破坏可向骨干延伸，最终侵蚀整个骨干。小破坏区可以融合成大片。骨皮质亦出现侵蚀及中断。骨膜反应出现在骨皮质周围，呈一层中等密度的新生骨与骨皮质平行。病程越长，骨膜反应越明显，且与病灶的范围相一致。由于骨膜动脉及骨髓内的滋养动脉被破坏，骨皮质的血供中断而发生坏死。呈现长条状死骨，与周围分界清楚。

6．慢性化脓性髓髓炎

位于骨破坏的周围骨质增生硬化，呈均匀高密度骨化影，骨髓腔消失，但其内仍可见到小的脓腔及尚未被清除的死骨。随着骨髓炎的修复及治愈，脓腔、死骨将渐渐消失，反应性增生硬化带亦随之改变为正常骨组织，骨髓腔再通。骨膜反应表现多种多样，可为层状、葱皮状、线状及花边状等。在急性发作期，骨膜反应呈很薄的一层中等密度新生骨。随病变的发展，骨膜反应增厚、分层。修复时则骨膜反应越来越薄、密度增高，逐渐改建、塑形融合于骨皮质。因骨膜动脉支配骨皮质外 1/3 的血供，滋养动脉支配了骨皮质内 2/3 的血供，骨皮质内外血供的中断则形成大块死骨干。存活的骨膜在死骨干的周围形成骨膜新生骨，逐渐形成骨包壳。骨包壳表面的血管及肉芽组织可以清除吸收死骨及脓腔，亦可逐渐塑型形成一个新的骨干。当骨包壳不完整和不连接时，不要过早地手术摘除大块死骨干，否则可发生骨短缩畸形或骨不连接。由于反应性增生硬化及骨膜反应，使骨增粗变形，随着病变的愈合及修复，变形骨可不断地改建塑形，形态恢复正常。

7．骨与关节结核

骨与关节结核是以骨质疏松和骨质破坏为主的慢性疾病，常为继发，结核分枝杆菌经血液到达血流比较丰富、血运比较缓慢的松质骨内引起的病变。临床起病缓慢，局部有肿痛、功能障碍或低热、盗汗等结核中毒症状。

（1）脊柱结核

脊柱结核主要引起骨松质破坏，可发生于椎体的中心、边缘及附件，但随着病变的扩散，病人就诊时往往不能分辨出早期骨破坏起始何处。破坏的范围可为一个椎体溶骨性破坏，并向上、下蔓延，破坏椎间盘及相邻的椎体；也可为相邻数个椎体及椎间盘的广泛性溶骨破坏；亦可为多处发病呈跳跃式椎体破坏。由于椎间盘受侵蚀破坏，椎间隙明显狭窄或消失，在以椎间盘为中心的破坏中，两个被破坏的椎缘可相互嵌插，修复期表现为椎体融合，同时出现后突畸形。脊椎结核病变发生干酪样坏死和液化后，脓液穿破骨皮质向骨膜下或椎旁结缔组织内蔓延形成椎旁脓肿。颈椎脓肿位于颈前、咽后壁之间的软组织间，侧位片显示清楚。胸椎脓肿呈梭形，位于椎旁，两侧对称，一般超过病变椎体上、下两个椎体或更多。腰椎脓肿又称腰大肌脓肿，多沿腰大肌的筋膜或肌纤维间蔓延。表现为腰椎一侧或两侧腰大肌影增宽，密度增高。脓液除在病椎局部形成脓肿外，可向远处蔓延扩散，形成流注脓肿如髂窝脓肿等。

（2）短骨骨干结核

短骨骨干结核主要指发生于掌（跖）骨及指（趾）骨的结核，多见于 5 岁以下儿童，常为多发。病理上可分为增殖型及干酪坏死型两种。前者开始于骨髓腔和松质骨，引起骨质破坏。病变蔓延，侵及骨皮质和骨膜，使骨膜增生，骨干呈膨胀性改变。后者则破坏骨皮质，形成软组织脓肿及瘘管。临床上起病缓慢。开始时多为指（趾）及掌（跖）部肿胀，患骨呈梭形肿大，关节屈伸受限。有的症状不明显，为无意中发现。

早期可见明显的软组织肿胀，肿胀环绕骨干，一般不超越关节。位于短管骨骨髓腔内的结核性骨脓肿，可使皮质骨内哈氏管吸收扩大，并刺激骨膜出现骨膜反应。病变进展，骨皮质内面破坏，皮质变薄，骨膜新生骨亦越来越厚，形成典型的膨胀性改变，即所谓"骨气臌"。短管骨结核的破坏，最终都将表现为囊状破坏。

(3) 关节结核

关节结核占全身骨关节结核的 30%～40%，多见于儿童及青少年，好发于持重的大关节，如髋、膝关节等。关节结核分为滑膜型和骨型两种类型，前者为结核分枝杆菌经血行先累及滑膜，而后再逐渐侵及关节软骨及骨组织。后者则多由骺与干骺结核发展而来，它是在骺与干骺结核的基础上侵犯关节，引起关节肿胀，关节间隙不对称性狭窄及关节骨质破坏等。此处重点描述髋关节结核。

病变早期，关节囊肿胀、膨隆、轮廓模糊不清。髋关节周围严重骨质疏松，骨小梁模糊，股骨头骨性关节面显示不清。关节软骨破坏后关节间隙变窄，在髋臼前上缘出现骨质破坏，破坏边缘模糊，无硬化边。关节屈曲内收畸形，可发生脱位及半脱位。修复期，关节囊膨隆但边缘清楚，关节周围层次分明，充分反映了以关节囊肥厚为主的特点。患肢骨小梁清楚，肌肉萎缩，破坏区边缘清楚，周围有明显的反应性骨增生，破坏区内可有死骨或干酪钙化出现。髋臼扩大，外形不规则可呈多囊状骨破坏。股骨头缩小或消失，上移至扩大的髋臼内形成所谓"游走髋"现象，髋关节呈脱位及半脱位状态，大腿内收畸形。

8. 骨巨细胞瘤

骨巨细胞瘤源于非骨性结缔组织。常见于 20～40 岁青壮年。好发于四肢和长骨骨端。肿物生长缓慢，或病人常以病理性骨折就诊。病程长者，可出现跛行及局部肌肉萎缩。

长骨巨细胞瘤的表现多较典型。常侵犯骨端，病变直达骨性关节面下。多数为偏侧性破坏。破坏区内可见数量不等、较为纤细的骨嵴，X 线表现为似有分隔成为大小不一的小房。状如肥皂泡。病变局部骨骼常呈偏侧性膨大，骨皮质变薄，肿瘤明显膨胀时，周围只留下一薄层骨性包壳。肿瘤内无钙化或骨化影，邻近无反应性骨增生，边缘亦无骨硬化带，如不并发骨折，较少出现骨膜反应。破坏区骨性包壳不完整，周围软组织中出现肿块者表示肿瘤生长活跃。肿瘤边缘出现筛孔样和虫蚀样骨破坏，骨嵴残缺紊乱，侵犯软组织出现明显肿块者，提示恶性肿瘤。肿瘤一般不穿破关节软骨，偶可越过关节侵犯邻近骨骼。

9. 骨肉瘤

骨肉瘤是常见的原发恶性骨肿瘤，由肉瘤性成骨细胞、骨样组织及瘤骨所构成，又称为成骨肉瘤。恶性程度高，进展快，往往早期即有肺内转移。肿瘤组织具有很多种成分，主要有肿瘤成骨细胞、骨样组织和肿瘤骨。肿瘤成骨细胞分化成熟者，瘤骨多；分化差者，瘤骨少。成骨肉瘤组织中尚可见到成软骨细胞及成纤维细胞。骨肉瘤多见于青少年，15～25 岁者占大多数，好发于四肢长骨端，发生于骨膜者称为骨旁骨肉瘤，发生于软组织如乳腺、肌肉内则称为软组织骨肉瘤。病人最早期症状为疼痛，开始为间歇性痛，时隐时现，继而呈持续性剧痛，难以忍受，夜间尤甚。患部肿胀、皮温增高、表面静脉曲张。关节活动障碍。晚期出现恶病质、消瘦、贫血，如出现咳嗽、咯血，常提示已发生肺内转移。生化检查，碱性磷酸酶（AKT）升高。

瘤骨是 X 线诊断骨肉瘤最重要的依据和确诊征象。瘤骨分为四种：象牙质样瘤骨密度高，分布于骨髓腔或肿瘤的某一区域以及骨皮质旁，属低度恶性的瘤骨。棉絮状瘤骨密度稍高于正常骨组织，边缘模糊，似棉絮状，分布于髓腔及软组织肿块中，分化差，几乎见于所有骨肉瘤中。磨玻璃样瘤骨分布于骨小梁间，呈片状密度较淡的磨玻璃样或薄雾状骨化影，属最幼稚的瘤骨，恶性程度最高。针状瘤骨位于皮质旁，非常密集，垂直于骨皮质，彼此平行。

松质骨破坏可见骨小梁消失，或骨髓腔内松质骨有边缘模糊的不规则透光区。皮质骨破坏可表现为筛孔样、虫蚀样、或广泛性溶骨破坏。

骨肉瘤中可以见到钙化，且肿瘤越大，病程越长，钙化越明显。钙化环越多，密度越高，光滑完整，恶性程度越高，钙化环主要分布于软组织肿块中。

骨膜反应的范围可以反映骨肉瘤在骨内浸润的范围，线性骨膜反应说明骨髓内已有肿瘤浸润；多层或葱皮样骨膜反应则表明肿瘤已侵犯骨皮质；袖口征（Codman 三角）反映了肿瘤已突破骨膜新生骨并向软组织内蔓延。关节软骨受侵时，骨性关节面中断、模糊，并在关节内出现软组织肿块。软组织肿块大部分为瘤组织所组成，较韧、鱼肉样，呈梭形或半球形包绕骨干。肿块边缘部生长最活跃，恶性度高，临床上往往选择这些区域取活检。

【注意事项】

1. 执业助理医师临床实践操作考试中，骨关节的外伤是常考点。
2. 长骨骨折往往可见骨折线，仔细观察一般不难发现，有时需要同骨骺线和血管沟鉴别。
3. 嵌入性或压缩性骨折往往可见骨小梁扭曲中断而看不到骨折线，反而表现为骨密度增高，需要仔细鉴别。
4. 骨折诊断中病史很重要，临床症状往往不能忽视，有时还需要观察有无骨折的并发症。

（潘炳灿　李　欣）

第六篇 超 声

项目二十五 超声检查

【目的要求】

1. 掌握超声成像原理、超声波的物理特性、回声分类、超声的分类及其特点、常见的伪像。肝、胆系、脾、胰腺、肾、输尿管、膀胱、前列腺、子宫、甲状腺检查体位、扫查方法及正常声像图。

2. 熟悉超声诊断仪的主要操作、探头选择及适用范围,肝硬化、肝囊肿、胆结石、胰腺炎、膀胱肿瘤、子宫肌瘤等疾病的扫查方法及正常声像图。

【设备用品】

多普勒超声诊断仪、耦合剂、卫生纸、检查床。

【方法内容】

1. 结合超声诊断仪,向同学们介绍超声诊断仪的使用方法、讲解超声的成像方法、操作技术;结合超声诊断仪的使用,讲解从不同途径探测各标准切面声像图的步骤及方法,让学生对各标准切面声像图的表现及特点有感性的认识。

（一）操作方法

选择志愿者演示讲解正常肝、胆系、脾、胰腺、肾、输尿管、膀胱、前列腺、子宫、甲状腺检查体位、扫查方法及正常声像图。

1. 肝 正常肝的被膜整齐而光滑,呈清晰的线状回声。肝实质呈细小均匀的点状中等强度回声,并可看到管壁回声较强的门脉分支和回声较弱的三支肝静脉走行其中。

2. 胆系 正常胆囊与胆道声像图中胆囊表现为梨形或椭圆形,轮廓清晰,囊壁均匀,为边缘光滑的强回声影,胆囊后壁及后方回声增强。胆囊一般长径不超过9cm,前后径不超过3.5cm,囊壁厚度1~3mm,胆囊大小的测定,前后径意义较大。

肝外胆管分为上、下两段,上段由肝门发出与门脉伴行,表现为位于门脉腹侧与之伴行的管状无回声区,易于显示,形成双管结构,内径多小于门静脉的1/3;下段向下与下腔静脉伴行,直至延伸到胰头部,因为肠道气体干扰可显示不清。

肝内胆管的左、右肝管常可显示,位于肝门静脉左、右支的腹侧,表现为紧贴肝门静脉左、右支前壁的细管状无回声区,内径多在2mm以内,二级以上的胆管分支,超声难以显示。

3. 胰腺 横切面呈蝌蚪形、哑铃形或腊肠形,边缘光滑整齐,有时与周围组织界限不太清楚,胰腺实质为均匀的中等强度光点回声,较肝实质略强,胰头及胰体内可见部分主胰管,内径小于0.2cm,胰头、体、尾的前后径分别小于2.5cm、2cm、2cm。胰腺后方的腹主动脉、下腔静脉、肠系膜上动、静脉及脾静脉等为识别胰腺的标志。

4. 脾 正常肋间斜切面呈半月形,轮廓清晰,被膜呈高回声弧形线样影,表面光滑整齐。脏面中部凹陷,为脾门,回声较强,可见脾静脉回声,脾实质为均匀一致点状中等回声，强度略低于肝，脾长径正常值为 8～12cm，厚度男性小于 4cm，女性小于 3.5cm。

5．肾　轮廓清晰，被膜光滑，外周为肾皮质，呈均匀低回声，略低于脾实质强度，其间可见放射状排列、回声更低的肾椎体，中心部位为密集明亮的光点群，位于肾切面的中心，被肾实质回声所包绕，长轴与肾一致，是由肾盂、肾盏、肾血管及脂肪组织构成的集合系统，长径为 10～12cm，宽径为 5～6cm，厚度为 3～5cm。

6．膀胱　适当充盈时，横切面为椭圆形，纵切面呈三角形，里面为液性无回声区，周围为膀胱壁的强回声带，连续性完好，无中断现象，与周围组织分界清楚。

7．前列腺　横切呈对称的栗子形，上大下小，包膜完整呈带状高回声，内部为较均匀的低回声。其前后径、上下径、左右径分别为 2cm、3cm、4cm。

8．子宫　位于膀胱暗区的后方，纵切面呈倒置的梨形，横切近宫底角部为三角形，体部呈椭圆形，浆膜层回声强，边界清晰。子宫肌层呈均匀性低回声，宫腔为线状强回声，周围有低回声内膜包绕，宽度及强度随月经周期而变化，宫颈回声较宫体稍强且致密，横切时可见强回声宫颈管。卵巢切面为圆形或椭圆形，回声多均匀，强度略高于子宫，排卵期卵巢内出现卵泡无回声区，正常卵巢长、宽、厚三径为 4cm、3cm、1cm，膀胱充盈不当或肠道气体较多时，卵巢显示不清晰。

9．甲状腺　横切面由浅至深，皮肤为增强的弧形光带，皮下组织薄而回声略强，颈前肌与颈侧肌为均匀低回声。甲状腺组织呈马蹄形或蝶形，由峡部与左右两侧叶相连，两侧叶基本对称，边界清晰，包膜完整，内部呈中等强度均匀细密回声。在峡部后方，两侧叶之间可见气管形成的弧形强回声及宽大的声影，为食管。两侧叶的后外方可见颈总动脉及颈内静脉，为管状无回声区。动脉在内侧，搏动较强；静脉在外侧。纵切面两侧叶呈长三角形，上尖而下圆钝。

（二）示教法

结合视频图片讲解肝硬化、肝囊肿、胆囊结石、急性胰腺炎、慢性胰腺炎、膀胱肿瘤、膀胱结石、子宫肌瘤的声像图表现。

1．肝硬化　①肝形态失常，体积变小，包膜不均匀增厚，表现凹凸不平或呈锯齿状、波浪形等；②肝内回声弥漫性增粗，分布不均；③肝静脉变细或粗细不均，走行迂曲、僵直。门静脉主干、脾静脉、肠系膜上静脉均增粗；④门脉高压症状，如脾大、胆囊双边影、腹水等。

2．肝囊肿　为肝内出现一个或数个孤立存在的圆形或椭圆形无回声区，大小不等，典型特征有：①囊壁菲薄，光滑整齐，界限清楚；②多为无回声区；③病灶后方回声增强，侧壁"回声失落"，两侧边后方可出现细条状内收声影。

3．胆囊结石　典型表现：①胆囊腔内出现形态稳定的强回声团；②强回声团后方多伴有声影；③强回声团随体位改变而移动。

4．急性胰腺炎　水肿型多表现为胰腺弥漫性肿大，尤其前后径增大明显，回声减低甚至呈无回声，后方回声增强；出血坏死型表现为胰腺肿大，轮廓不清楚，边缘不规则，胰腺可呈强回声或呈强回声、弱回声及无回声混合型。

5．慢性胰腺炎　胰腺随病程肿大或缩小，边界不清。内部回声增强，呈粗大光点，伴有钙化时可出现局灶性强回声伴声影，主胰管常有改变，部分合并假性囊肿。

6．膀胱肿瘤　①中等强度回声团块，可呈结节状、菜花状、乳头状等；②可广基底，也可蒂状相连有漂浮感，肿瘤侵及肌层可致膀胱壁回声连续性破坏；③肿瘤表面有钙化时为强回声光团伴声影；④彩色多普勒显示团块内有彩色血流信号，并可录到动、静脉血流频谱。

7．膀胱结石　团块状强回声后方伴声影，膀胱结石可随体位而移动。

8．子宫肌瘤　子宫增大，多发者常见形态异常，子宫内膜变形或移位，瘤体表现为圆形或椭圆形的结节状或旋涡状回声的实性团块，有时可见周围低回声圈。

学生分小组上机操作实践，同学之间互相检查，重复老师示教的内容，掌握探测要点；教师巡视辅导。

【注意事项】

对于超声来说，大部分部位不需要特殊的准备。

1．肝、胆囊、胆道、胰腺等：一般空腹进行。必要时可饮水，使胃充盈作为透声窗，显示后方的胰腺、腹部血管等结构。

2．妇产科、膀胱及前列腺检查：病人需提前 1～2h 饮水 400～500ml 以充盈膀胱。

3．婴幼儿、检查不合作者：可适当予以镇静措施，安眠入睡后再进行检查。

4．超声引导穿刺：需禁食 8～12h，签知情同意书，术前做凝血功能检查。

（桑艳芳）

第七篇 心电图

项目二十六 心电图检查

【目的要求】

1. 掌握心电图机的操作，能熟练地进行心电图的测量。
2. 熟悉正常心电图的波形特点与正常值，熟悉心肌梗死、期前收缩、心房颤动的心电图特点。
3. 了解心电发生的原理。

【设备用品】

心电图机、棉棒、乙醇、检查床。

【方法内容】

1. 室温不得低于18℃，检查室远离大型电器设备，检查床宽度不小于80cm，如果检查床一侧靠墙，附近的墙内不应有电线穿行，如使用交流电操作，心电图机必须有可靠的接地线（接地电阻<0.5Ω）。工作开始前检查心电图机各条线缆的连接是否正常，包括导联线、电源线、地线等。开机预热3~5min。

2. 受试者仰卧，全身肌肉放松，在安置电极的两手腕部、两下肢踝关节和胸前皮肤用乙醇擦干净，导联线的链接方法是红色放右手腕，黄色放左手腕，绿色放左踝关节上方，黑色放右踝关节上方（接地）。电极球放胸前导联：V_1在胸骨右缘第4肋间，V_2在胸骨左缘第4肋间，V_4在左锁骨中线与第5肋间相交点处，V_3在V_2与V_4连线的中点。V_5在腋前线与V_4同一水平，V_6在腋中线与V_4同一水平。V_3R、V_4R、V_5R及V_6R分别在右胸与V_3、V_4、V_5、V_6导联相对应的位置。

3. 调整心电图放大倍数，打标准电压1mV，推动描笔向上移10mm，然后依次记录Ⅰ、Ⅱ、Ⅲ、avR、avL、avF、V_1、V_2、V_3、V_4、V_5、V_6导联的心电图。

4. 取下心电图记录纸，进行分析。

【心电图分析】

（一）波幅和时间的测量

1. 波幅　心电图纸横向坐标代表时间，纵向坐标代表电压。心电图描记时纸速一般为25mm/s，故每一小格（1mm）时间为0.04s；当输入定标电压为1mV时，描笔在纸上纵向走动10mm，所以10mm等于1mV的电压，1mm（一小格）的电压即为0.1mv。测量波幅时，凡向上的波形，其波幅应从基线的上缘测量到波峰的顶点；凡向下的波形，其波幅应从基线的下缘测量至波谷的底点。

2. 时间　心电图纸的走速由心电图机固定转速的马达所控制，一般为25mm/s和50mm/s两种。常用的是25mm/s，这时心电图纸上横坐标的每一小格（1mm）代表0.04s。

（二）在心电图记录纸上辨认

辨认P波、QRS波群、T波和P-R间期、Q-T间期，进行下列项目的分析。

1. 按顺序观察 P 波方向，确定基本心律是否为窦性心律。
2. 心率的测量

测量相邻的两个心动周期中的 P 波与 P 波的间隔时间或 R 波与 R 波的间隔时间，按下列公式进行计算，求出心率。如心动周期之间间距显著不等时，可将五个以上心动周期的 P-P 间隔时间或 R-R 间隔时间加以平均，取得平均值带入公式：

$$\text{心率} = \frac{60}{P\text{-}P \text{ 或 } P\text{-}R \text{ 间隔时间}(S)} \text{次} / \text{分}$$

3. 测量 P-R 间期、QRS 时间、Q-T 间期。
4. 观察各导联 P 波、QRS 波及 T 波形态、方向、电压和时间。
5. 观察 S-T 段时间及上、下偏移的形态、程度。
6. 综合分析心电图结果，写出心电图诊断。

【正常心电图波形特点和正常值】

（一）P 波

1. 形态 P 波在肢体导联呈钝圆形，有时有轻度切迹呈双峰型（图 7-26-1）。

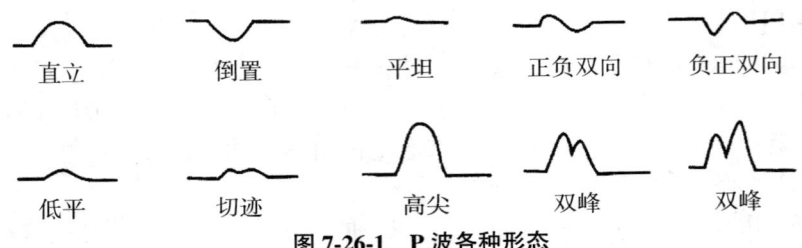

图 7-26-1 P 波各种形态

2. 方向 P 波在 aVR 导联倒置，在 I、II、aVF、$V_4 \sim V_6$ 上为直立，为窦性 P 波的标志，III、aVL、$V_1 \sim V_3$，可倒置、双向或低平。
3. 时间 P 波的宽度（时间）< 0.11s，儿童 < 0.09s。双峰间距 < 0.04s。
4. 振幅 P 波振幅在肢体导联不超过 0.25mV，胸导联不超过 0.2mV。

P 波的振幅和宽度超过正常范围即为异常，表示心房肥大或房内传导阻滞。P 波在 aVR 导联直立，II、aVF 导联倒置，称为逆行 P 波，表示冲动起源于房室交界区。

（二）P-R 间期

P-R 间期是 P 波开始至 QRS 波群开始的一段时间，表示心房开始除极至心室开始除极的时间，为心房除极与房室传导时间之和。P-R 间期的正常范围为 0.12～0.20s，它与年龄及心率快慢有关，在幼儿及心动过速的情况下，P-R 间期相应缩短，不能短于 0.12s；在老年人及心动过缓时，P-R 间期可略延长，但不能超过 0.21s。

（三）QRS 波群

QRS 波群代表心室肌除极时电位和时间的变化。

1. 时间 正常成年人为 0.06～0.10s，最宽不超过 0.11s，儿童多为 0.04～0.08s。
2. 波形和振幅

（1）胸导联：正常人 V_1、V_2 导联多呈 rS 型，RV1 一般不超过 1.0mV。V_5、V_6 导联可呈 qR、qRs、Rs 或 R 型，R 波振幅多在 1.2～1.8mV 之间，R_{V5} 最高不超过 2.5mV。在 V_3、

V_4 导联，R 波和 S 波的振幅大体相等。所以自右至左（自 V_1 至 V_6）R 波逐渐增高，S 波逐渐减小，R/S 的比值逐渐增大：V_1 小于 1，V_3 近于 1，V_5 大于 1。

心脏钟向转位（clock rotation），钟向转位是指心脏沿其长轴（从心尖向心底部观察时）发生顺时针或逆时针方向的转动，可通过心前区导联中过渡区波形（多指 V_3 导联的波形，其 R/S≈1）出现的位置来判断。如 V_5、V_6 导联出现 R/S≈1，多提示顺钟向转位，常见于右心室肥大；相反，如 V_1、V_2 导联出现 R/S≈1，则提示心脏逆钟向转位，常见于左心室肥大。但钟向转位图形并非都是心室肥大致心脏在解剖上转位的结果，心电图上这种转位图形正常人亦可看到，提示其改变有时为心电位的变化（图 7-26-2）。

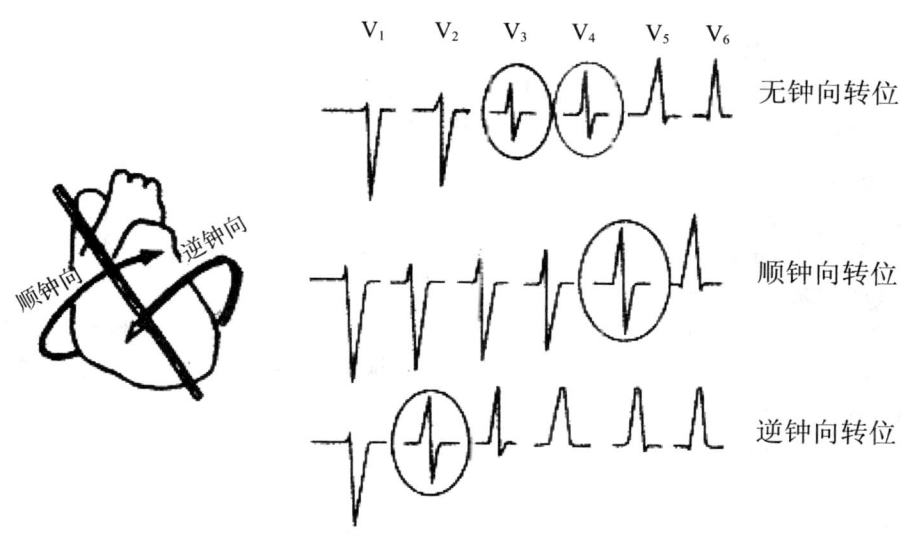

图 7-26-2　心脏钟向转位示意图

（2）肢体导联：I、II、III 导联的 QRS 波群在正常情况下，其主波一般向上。aVR 导联的主波方向向下，可呈 QS、rS、rSr 或 Qr 型。正常人 R_{aVR} 一般不超过 0.5mV，R_I 不应超过 1.5mV，R_{aVF} 不应超过 2.0mV，R_{aVL} 不应超过 1.2mV。

QRS 波群时间 > 0.12s，表示室内传导障碍。QRS 波群振幅超过上述指标，考虑左或右心室肥厚。若肢体导联的每个导联 QRS 波群（R + S 或 Q + R）电压的绝对值之和都小于 0.5mV 或每个胸导联 QRS 波群电压的绝对值的和都不超过 0.8mV，称为低电压，常见于心包积液、肺气肿、甲状腺功能低下和肥胖者。

3．R 峰时间（R peak time）　又称室壁激动时间（ventricular activation time，VAT），指 QRS 起点至 R 波顶端垂直线的间距。如有 R 波，则应测量至 R 峰；如 R 峰呈切迹，应测量至切迹第二峰。正常成人 R 峰时间在 V_1、V_2 导联不超过 0.04s，在 V_5、V_6 导联不超过 0.05s。

4．Q 波　除 aVR 导联外，其他导联正常 Q 波振幅不超过同导联 R 波的 1/4，时间不超过 0.04s。V_1、V_2 导联不应有 q 波，但偶尔可呈 QS 型，V_5、V_6 导联经常可见到正常范围的 q 波。aVR 导联可呈 QS 或 Qr 型，如在其他导联出现或超过正常范围的过深、过宽的 Q 波，称为异常 Q 波，常见于心肌梗死。

（四）J 点

QRS 波群的终末部分与 S-T 段起始之交接点，称为 J 点。通常 J 点上、下偏移不超过 1mm，大多在等电位线上，并可随 S-T 段的偏移而发生移位。

(五) ST 段

ST 段指 QRS 波群的终点至 T 波起点间的线段,代表心室缓慢复极过程。正常的 ST 段为一等电位线,但可有轻度向上或向下偏移。正常人 ST 段压低在 R 波为主的导联上不应超过 0.05mV;而 ST 段抬高除 V_1、V_2 导联可抬高 0.3mV、V_3 导联不超过 0.5mV 外,其余导联不应超过 0.1 mV。测定 ST 段要在 J 点后 0.04s 处,与 T-P 段为等电位线的标准基线做比较,如心率过快致 T-P 段融合,便以 P-R 段作为对照基线测定。

(六) T 波

T 波代表心室快速复极时的电位变化,是 ST 段后出现的一个钝圆形占时较长的波。

1. 形状　T 波可有多种不同形状。一般情况是,直立 T 波圆钝而宽大,其前肢的坡度较后肢小,两肢不对称。

2. 方向　正常 T 波的方向多与 QRS 波群的主波方向一致,在 Ⅰ、Ⅱ、V_4 ~ V_6 导联直立,avR 导联倒置。Ⅲ、avL、avF、V_1 ~ V_3 导联可以直立、双向或倒置,但若 V_1 导联直立,V_3 导联就不应倒置。

3. 振幅　在 R 波为主的导联上,T 波不应低于同导联 R 波的 1/10。胸导联中,T 波较高,V_1 的 T 波不超过 0.4 mV,V_2 ~ V_4 导联不应超过 1.5mV,$T_{V5} > T_{V1}$。

(七) QT 间期

QT 间期从 QRS 波群开始至 T 波终点的间距,代表心室肌除极和复极全过程所需的时间。QT 间期的长短与心率的快慢有密切关系,心率越快,QT 间期越短,反之则越长。心率在 60 ~ 100 次 / 分时,QT 间期的正常范围应为 0.32 ~ 0.44s。由于 QT 间期受心率的影响很大,所以常用校正的 QT 间期,即 $Q\text{-}Tc = (Q\text{-}T)/\sqrt{R\text{-}R}$,正常 $Q\text{-}Tc \leq 0.44s$。

(八) U 波

U 波是在 T 波后 0.02 ~ 0.04s 出现的小波,其方向一般与 T 波一致,振幅很小,一般在胸导联(尤其在 V_3)较清楚,可达 0.2 ~ 0.3mV,代表心室后继电位,其产生原理有人认为系浦肯野纤维之复极波。U 波明显增高常见于低血钾,U 波倒置可见于高血钾和心肌缺血等。

【常见异常心电图】

(一) 心肌梗死 (myocardial infarction)

心肌梗死多由冠状动脉血流中断或明显减少,其供血心肌发生缺血、损伤、坏死,从而形成特征性心电图改变。

1. 心肌梗死的基本图形

(1) "缺血型" 改变　发病数分钟到数小时内 T 波高耸,为心肌梗死发生之初,缺血以心内膜为主,心内膜复极时间延长,复极后期没有与之平衡的心外膜负极电位所致。数小时后 T 波渐转为倒置,多呈顶端尖锐、双肢对称的冠状 T 波。

(2) "损伤型" 改变 (图 7-26-3A)　缺血时间进一步延长,缺血程度进一步加重,则会出现 "损伤型" 改变,主要表现为 ST 段的移位。心内膜下心肌损伤时在面向损伤区导联上 ST 段压低;心外膜心肌损伤时在面向损伤区导联上的 ST 段抬高。

(3) "坏死型" 改变 (图 7-26-3B,C)　损伤进一步加重导致细胞变性、坏死和一系列修复过程。由于坏死的细胞不能恢复为极化状态,也不能产生动作电位,无电流产生,致使心电的综合向量方向背离坏死区,故在心电图相应的导联表现为异常的 Q 波或 QS 波。心电图主要表现为:R 波减小,Q 波出现并增宽 ($\geq 0.04s$)、加深 ($Q/R \geq 1/4$),称为 "坏死性 Q 波" 或 "病理性 Q 波"。

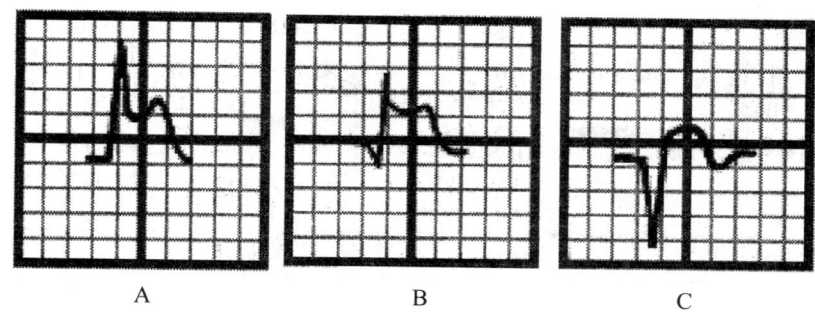

图 7-26-3 心肌梗死的基本图形

2. 心肌梗死的动态演变及分期

当发生心肌梗死时,心肌梗死的三种图形出现有一定的演变规律,根据演变过程分为四期:超急性期、急性期、近期(亚急性期)和陈旧期(愈合期)(图 7-26-4)。

(1) 超急性期　见于急性心肌梗死后的数分钟至数小时。ST 段呈斜直型上抬,T 波振幅增加呈高耸状。此期尚未出现异常的 Q 波,若治疗及时,有可能避免发展为心肌梗死或即使心肌梗死已发生,其范围也趋于缩小。

(2) 急性期　见于梗死后 2 周内,在高耸 T 波开始降低后即可出现异常 Q 波(包括 QS 波),ST 段起始部呈弓背向上抬高逐渐下降至基线或接近基线,直立 T 波由终末部分开始(向下)倒置,并逐渐加深。坏死性 Q 波、损伤性 ST 段抬高和缺血性 T 波倒置在此期可同时并存。是最易发生意外的时期。

(3) 近期　出现于梗死后数周至数月,抬高的 ST 段基本恢复至基线,坏死型 Q 波持续存在,主要演变是缺血性倒置 T 波逐渐变浅,直至恢复正常或趋于恒定不变。

(4) 陈旧期　常出现在急性心肌梗死 3～6 个月之后或更久,ST 段 T 波不再变化,只留下坏死性 Q 波持续存在,理论上将持续终生。但随着瘢痕组织的缩小和周围心肌的代偿性肥大,其范围在数年后有可能缩小。

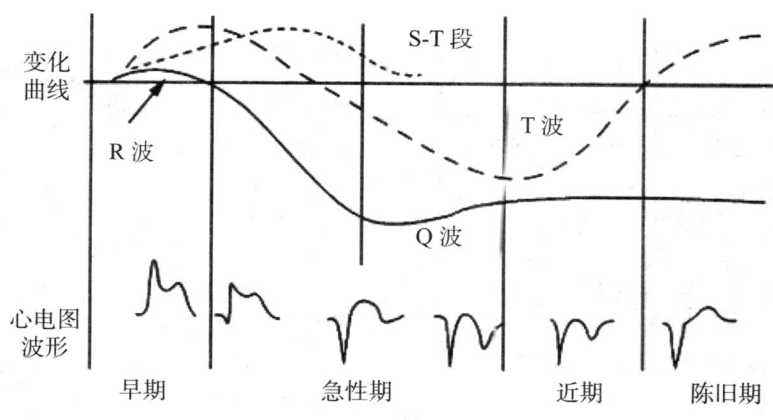

图 7-26-4 心肌梗死分期

急性心肌梗死心电图的演变分期只是一个相对时间界定,近年来,急性心肌梗死再灌注治疗包括溶栓和急诊经皮冠状动脉介入治疗(PCI)治疗的应用使整个病理过程缩短,常不再呈现上述全过程。心电图 ST 段可作为溶栓成功的间接指标,即抬高的 ST 段在溶栓剂使用后 2h 内迅速回降 > 50%。

3. 定位诊断

心肌梗死的特征性心电图变化包括缺血、损伤、坏死三种基本图形及其动态演变均出现在面向坏死心肌的两个或两个以上相邻导联，因此根据特征性心电图出现的导联推断梗死的部位即为定位诊断。一般梗死部位与心电图导联变化的关系如表 7-26-1 所示。

表7-26-1 心肌梗死的定位诊断

心肌梗死部位	出现坏死 Q 波导联
前间壁	V_1、V_2、V_3
前壁	V_3、V_4、V_5
前侧壁	V_5、V_6、aVL
广泛前壁	V_1、V_2、V_3、V_4、V_5、V_6
高侧壁	Ⅰ、aVL
下壁	Ⅱ、Ⅲ、aVF
后壁	$V_{1\sim3}$ 大 R（镜面像）、V_7、V_8、V_9
右室	V_{3R}、V_{4R}

4. 非 Q 波心肌梗死（non-Q-wave infarction）

以上心电图变化是临床典型心肌梗死心电图的动态变化，而非 Q 波心肌梗死，是指心电图上无坏死性 Q 波，既往称之为"心内膜下心肌梗死"（subendocardial infarction）或"非透壁性"（non-transmural）心肌梗死。从病理或解剖上讲，非 Q 波心肌梗死既可是非透壁性，亦可是透壁性。与典型的 Q 波型心肌梗死比较，此种不典型的心肌梗死较多见于多支冠状动脉病变或梗死面积较小、对综合向量的影响较小时。心电图表现为：ST 段水平型或下斜型压低 ≥ 0.1mV，部分患者 ST 段亦可抬高；在 ST 段逐渐回到等电位线的同时，T 波逐渐演变为对称倒置；不出现异常 Q 波，可有 R 波振幅轻度降低（图 7-26-5）。

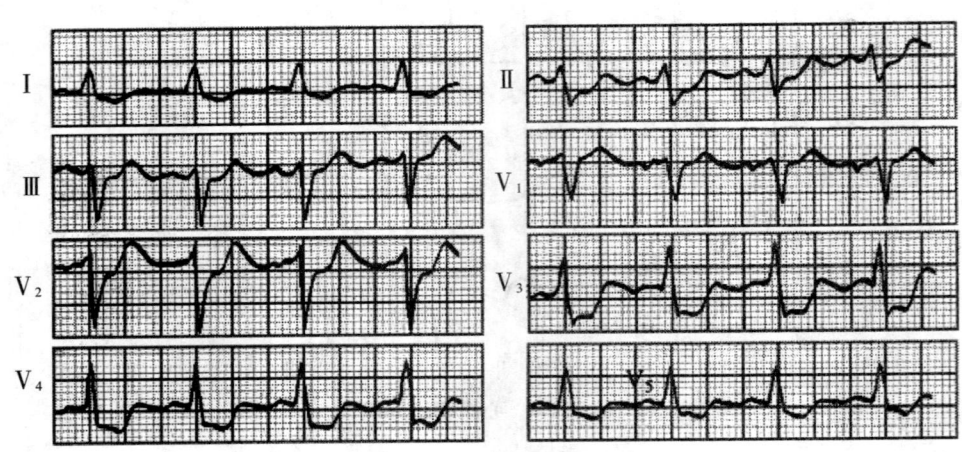

图 7-26-5 非 Q 波心肌梗死

（二）期前收缩（premature contraction）

期前收缩是最常见的心律失常之一，多由异位节律点兴奋性增强引起。根据异位节律点的不同，分为房性、交界性和室性，其中以室性最多见，交界性较少见。

1. 房性期前收缩（atrial premature contraction）

心电图特点：①提前出现的P′波，形态与窦性P波不同；②P′-R间期＞0.12s；③P′后QRS波群通常正常；或P′后无QRS-T波群，代表未下传的房性期前收缩为生理性干扰性脱节（图7-26-6A）；若P′下传心室引起QRS波群增宽变形，多呈右束支阻滞图形，称房性期前收缩伴室内差异性传导（图7-26-6B）；④多为不完全性代偿间歇（图7-26-6C）。

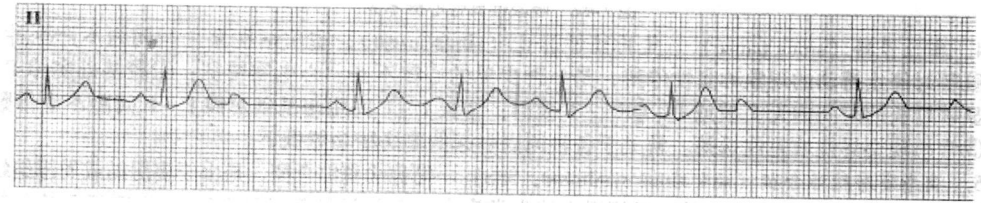

图7-26-6A 未下传的房性期前收缩

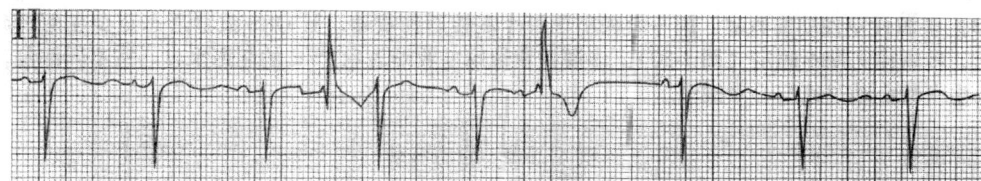

图7-26-6B 房性期前收缩伴室内传导性差异

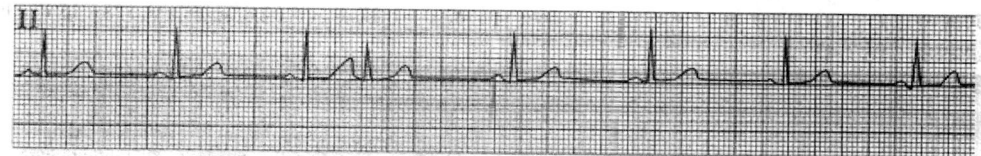

图7-26-6C 房性期前收缩

2. 房室交界性期前收缩（junction premature contraction）

心电图特点（图7-26-7）：①在正常的窦性节律中提前出现QRS-T波群，QRS形态可正常或异常；②其前、后可见逆行的P′波，若P′波在QRS波群之前，则P′-R间期＜0.12s；若P′波在QRS波群之后，则R-P′间期＜0.20s；P′波也可以埋入QRS波群中，不易辨别或引起QRS波群轻度变形；③多为完全性代偿间歇。

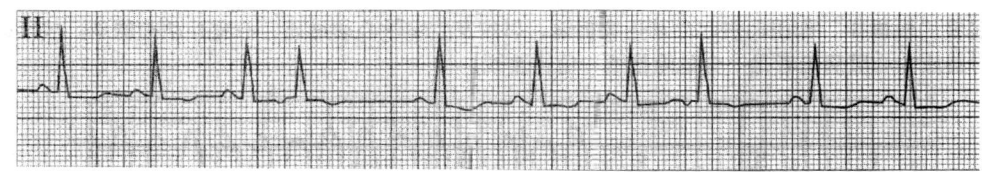

图7-26-7 房室交界性期前收缩

3. 室性期前收缩（premature ventricular contraction，PVC）

心电图特点：①QRS波群提早出现且宽大畸形，时间一般≥0.12s；②QRS波群前无相关P波；③T波与QRS波群的主波方向相反；④其后有完全性代偿间歇（图7-26-8）。

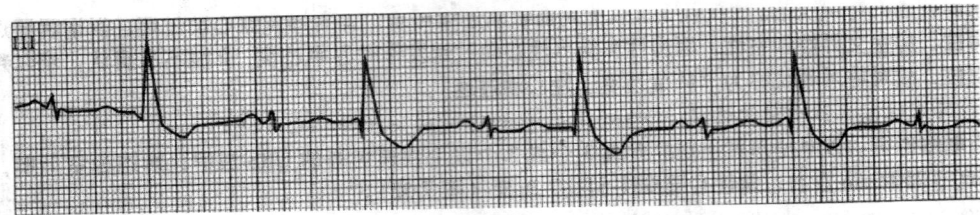

图 7-26-8　室性期前收缩

（三）心房颤动（atrial fibrillation）

简称房颤，为快速不规则的心房异位搏动。其心电图表现为：①P波消失，代之以形态、振幅和间距均绝对不规则的心房颤动波，即f波；②f波频率350～600次/分；③R-R间距绝对不整齐；④QRS波群形态多为室上性，伴室内差异性传导时QRS时限宽大畸形（图7-26-9）。

【注意事项】

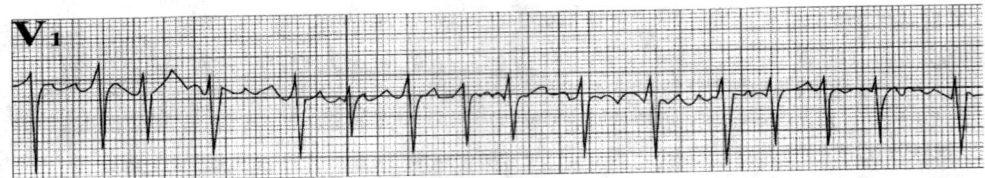

图 7-26-9　心房颤动

1．检查前要注意保持安静，切记不可进行剧烈运动。
2．不要在饱食、吸烟后进行检查。
3．检查时不要与其他人进行交流，也不要进行移动。
4．如果有相关病史或正在服用抗心律失常药物要说明。

（桑艳芳　庞永冰）